바르게 앉고 서고 걷기
Right Sitting Standing Walking

Balance : 균형

Awareness : 인지, 의식, 자각, 알아채고 있음

Trust : 신뢰, 믿음, 강한 기대, 확신

Attitude : 태도, 마음가짐, 자세, 몸가짐

Efficiency : 능률, 효율, 유효성

바르게 앉고 서고 걷기

저자 / 유성열, 박현

초판 인쇄 / 2013년 4월 12일
초판 발행 / 2013년 4월 22일

발행처 / 대한미디어
등록번호 / 제2-4035호
전화 / (02)2267-9731 팩스 / (02)2271-1469
홈페이지 / www.daehanmedia.com

ISBN 978-89-5654-316-1   93690
정가 9,000원

※ 이 책의 저작권은 저자에 있으며, 저작권법에 의해 보호받는 저작물이므로
　무단으로 전재하거나 복제하여 사용할 수 없습니다.

바르게 앉고 서고 걷기
Right Sitting Standing Walking

유성열 · 박현 지음

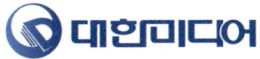

저자 소개

유성열

    동북고등학교 졸업. 미국에 유학 후 UCLA의 전신인 LACC 및 Cleveland 척추신경의대 수료, 남가주 Chiropractic 대학 졸업 후 Doctor of Chiropractic 학위 취득, 같은 대학에서 입학 과장(Dean of Admission), 부속 병원의 임상 과장을 역임하고 임상의학과(Department of Clinical Science) 부교수 임명, 남가주 척추신경 보드 전문의를 취득하고 개인 병원 운영.

    겸임 교수로 재직 시에 척추해부학(Spinal Anatomy), 발생학(Embryology), 관절 생리학(Joint physiology), 인체공학(biomechanics), 테크닉입문(Introduction to the Technique), 정동 촉진(Static and Motion Palpation), 인체공학(Biomechanics), 토글 리코일 테크닉(Toggle Recoil Technique), 상부경추 진단학(Upper Cervical Analysis), 디벌씨파이드 테크닉(Diversified Technique), 상하지 수기 테크닉(Extremity Manipulation Technique), 소아 카이로프랙틱(Chiropractic Pediatrics) 등을 강의.

    한국에서 바태 운동 창시 후에 강의 활동을 주로 하고 있으며, 저서로는 요통(Low Back Pain 역자), 쉽게 배우는 리엔더 테크닉(Motorized Flexion-Distraction & Motion Adjusting 공동 역자), 카이로프랙틱 입문 (Introduction to Chiropractic 저자), 바태 (Batae 공동 저자) 등이 있다.

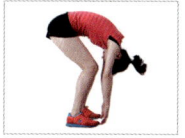 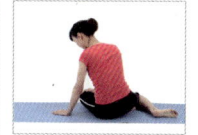 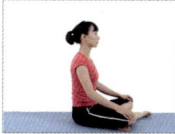

박 현

  성균관대학교 무용학과 졸업 후 서강대학교 체육교육학과 석사 학위를 취득, 발레와 필라테스 등의 강사로 활동한 경력이 있으며, 삼육대학교에서는 필라테스를 강의하고 호서대학교에서 체육학과 및 골프학과 강사로 활동하였다.

  국제 필라테스 지도자 자격증, 바른체형 지도자 2급 자격증, 바른체형 지도자 1급 자격증, 바태 마스터 지도자 자격증을 취득하였고, 수원영통보건소 및 수원백세리더 평생교육원에서 바태 걷기 강사로 활동하였으며 현재 바태 클리닉 원장으로 활동 중이다.

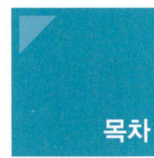

목차

서 문

제1장 운동을 시작하기 전에 알아야 할 것들(BATAE) ● 11

　B 바른 자세의 인체 공학적 이해와 이상적인 자세 • 12
　A 자신의 몸에 대한 인지의 필요성 • 17
　T 신뢰와 믿음 • 21
　A 바른 태도에 필요한 것들 • 23
　E 운동의 효율성 • 29

제2장 How am I ? (운동을 시작하기 전에 해야 할 것들) ● 31

　누운 상태에서 몸에 대한 인지 훈련 • 32
　서기 상태에서 몸에 대한 인지 훈련 • 36
　누운 자세에서 근육 이완 • 39
　누운 자세에서 원천적인 자세 유지근 훈련 • 43

제3장 바르게 앉기 ● 45

　나의 앉기 체크 리스트 • 46
　바르게 앉기에 대한 잘못된 상식 • 47
　바르게 앉기 방법 • 49
　생활 속에서 앉기 습관 고치기 • 55
　누운 자세에서 앉는 동작으로의 전환 • 57
　앉은 자세에서 눕는 동작으로의 전환 • 58
　내 몸에 맞는 의자 선택 • 59

제4장 바르게 서기 ● 63

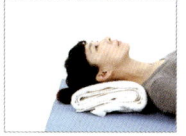

나의 서기 체크 리스트 • 64
바르게 서기에 대한 잘못된 상식 • 65
바르게 서기 방법 • 66
생활 속에서 서기 습관 고치기 • 69
앉은 자세에서 서기 동작으로의 전환 • 70
서기 자세에서 앉은 자세로의 전환 • 73
내 발에 맞는 신발 고르기 • 74

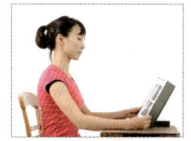

제5장 바르게 걷기 ● 77

걷기 동작에 필요한 관절의 이해 • 78
나의 걷기 체크 리스트 • 81
바르게 걷기에 대한 잘못된 상식 • 82
바르게 걷기 방법 • 83
빠르게 걷기와 느리게 걷기 • 90

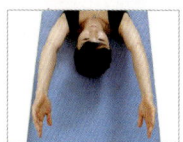

제6장 도움을 주는 운동들 ● 93

바태 슬건근·장요근 이완 동작 • 94
   바태 SB-45 / 바태 SL-14 / 바태 SL-15
바태 내복사근 강화 동작 • 96
   바태 IB-17 / 바태 IB-08
바태 팔다리 협응 동작 • 98
   바태 팔다리 교차 점프
바태 8자 운동 • 99

제7장 자주 하는 질문들(Q&A) ● 101

에필로그

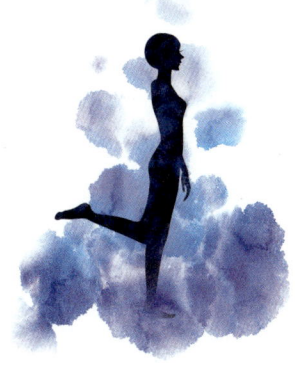

:: 서문

"바로 앉아서 공부해라."

"너는 왜 앉는 자세가 그 모양이니? 똑바로 앉아서 공부할 수 없니?"

아마 이 글을 읽는 사람이 학생이라면 위와 같은 말을 수도 없이 들어 보았을 것이고, 학부모나 선생님이라면 수도 없이 하고 있을 것이다. 그런데 정작 말을 듣는 사람이나 하는 사람들한테 바로 앉는 것이 무엇이냐고 물어보면 정확하게 대답을 하는 사람이 없고, 잘못된 상식(일반적으로 군대에서 군인들이 취하는 자세가 바른 자세로 알고 있다)으로 알고 있는 경우가 대부분이다.

"똑바로 앉아서 공부를 하랬더니 넌 왜 선생님(혹은 엄마, 아빠) 말을 안 듣는 거니?"

이러한 반복적인 지적은 결국 잔소리가 되고 우리 아이들은 부모님과 선생님의 말을 안 듣는 문제아가 되어 버리기 일쑤다. 참 안타까운 현실이다.

'바르게 앉는다.' 라는 명제는 단순히 본인의 생각과 의지만으로는 고쳐지기 힘든 습관이다. 간혹 바르게 앉기 위해서 지금부터 이 책을 들고 본인이 생각한 바른 자세를 10분 이상 유지할 수 있는 사람이 몇 명이나 될까? 실제로는 많지 않다. 아니 극히 드물다. 왜냐하면 대부분의 사람들은 본인들이 바른 자세를 취할 수는 있어도 유지할 수는 없기 때문이다.

바른 자세를 취할 수는 있어도 유지할 수가 없다면 그것은 바른 자세가 아니다!

만일 여러분 스스로가 바른 자세를 유지할 수 없음에도 불구하고 여러분의 자녀들이 바른 자세를 유지하기를 기대한다면 모순이다.

사람의 몸을 움직이는 근육은 두 가지 기능군으로 나뉘어진다. 실제로 동작을 만드는 활동근(팔이나 다리 등을 움직이는 큰 근육으로, 단시간에 빠른 동작을 취할 수는 있어도 쉽게 지치는 특성이 있음)과 자세나 체형을 유지하게 하는 자세 유지근(척추를 중심으로 몸의 중심에 있는 작은 근육으로, 단시간에 빠른 동작을 취할 수는 없지만 쉽게 지치지 않는 특성이 있음)으로 나뉘어진다.

일상 생활이나 운동 속에서 자세 유지근은 항상 사용되지만 생각이나 의지대로 근육 사용을 유도하기 힘들다. 가장 큰 이유는 자세 유지근은 신경학적으로 의식계보다는 무의식계에 의해서 주로 관리되고 조절되기 때문이다.

자세가 생각이나 의지에 의해서 바뀌기보다는 느낌이나 감정에 따라 자신도 모르게 바뀌는 것을 생각해 보면 쉽게 이해할 수 있을 것이다. 만약에 이해가 잘 안 된다면, 기분이 좋은 사람과 우울한 사람을 비교해서 연상해 보면 알 수 있다. 어깨가 축 처지고 고개를 숙인 우울한 사람을 연상하면서 하루를 우울한 사람의 자세로 살아간다면 몸은 얼마나 피곤하고 힘들 것인가? 그래서 최근 의학계의 여러 연구 보고서에 의하면 만성적인 근육 및 관절 통증의 중요한 원인 중 하나가 "바람직하지 못한 자세"이기 때문이라고 하는 것이다.

결론적으로 자세를 개선하기 위해서는 무의식적으로 사용되는 자세 유지근을 활성화시켜 변화를 유도하여야 하는데, 평소에 의식적으로 사용하지 않던 근육들이라 집중적으로 접근하여 결과물을 얻기가 쉽지가 않다.

가장 쉬운 방법은 생활 속에서 일어나는 동작(앉기, 서기, 걷기)에 대한 바른 이해와 개선을 통해서이다. 이러한 동작의 개선은 생활 속에서 마음먹기에 따라 언제든지 장소에 구애받지 않고 할 수 있다는 큰 장점이 있으므로 습관처럼 움직이는 자세 유지근을 운동시키기에 가장 적당하다. 평소에 의식적으로 사용하지 않던 근육들이라 이를 사용하게 만들기 위해서는 지금까지 우리가 알고 있던 여타 운동보다는 좀 더 많은 집중력이 요구되는데 항상 즐겁고 긍정적으로 접근하여야 한다.

  자세나 체형의 개선이 단순히 외형적으로 안정되어 보이는 것뿐만 아니라 건강을 유지하는데 기여하는 바가 크다는 것을 알고, 이 책을 통하여 건강한 사회를 만드는 데 일조할 수 있기를 바라 마지 않는다. 책이 출판되기까지 동작 설명, 그림과 사진 작업 등을 마다하지 않고, 그리고 옆에서 많은 도움이 되어준 박현 바태 마스터의 노고에 감사한다.

Balance : 균형

Awareness : 인지, 의식, 자각, 알아채고 있음

Trust : 신뢰, 믿음, 강한 기대, 확신

Attitude : 태도, 마음가짐, 자세, 몸가짐

Efficiency : 능률, 효율, 유효성

  바태는 개인이 가지고 있는 체형적 특성에 따른 바른 자세와 체형을 구분하여, 잘못된 자세의 분석을 통해 취약한 근력과 골격을 형성하는 관절의 안정성 및 유연성을 스스로 회복할 수 있는 운동이다. 약화된 근육을 강화시키고 긴장된 근육을 풀어주어 균형을 회복시키고 올바르게 정렬된 관절의 유연성을 유지하게 하여 이상적인 자세를 유지하게 할 수 있도록 하는 체형교정 운동프로그램이다.

2013년 4월

유성열

제1장
운동을 시작하기 전에 알아야 할 것들
(BATAE)

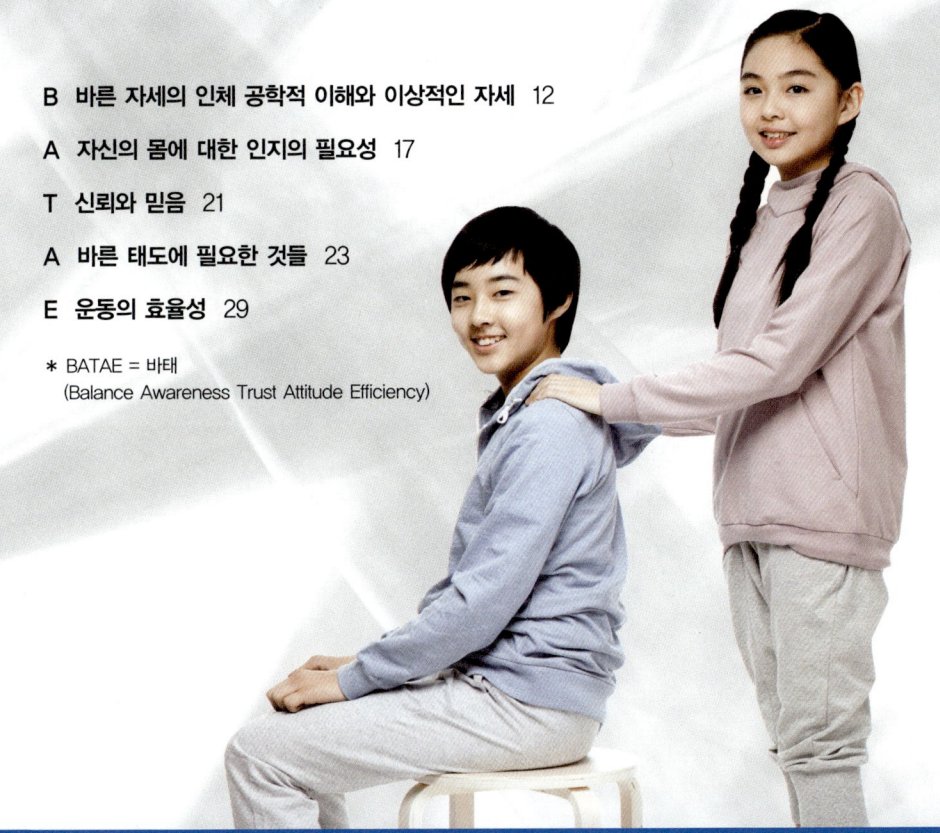

- **B** 바른 자세의 인체 공학적 이해와 이상적인 자세 12
- **A** 자신의 몸에 대한 인지의 필요성 17
- **T** 신뢰와 믿음 21
- **A** 바른 태도에 필요한 것들 23
- **E** 운동의 효율성 29

* BATAE = 바태
 (Balance Awareness Trust Attitude Efficiency)

Balance · Awareness · Trust · Attitude · Efficiency

B alance : 균형

- 건강을 위한 사회적, 육체적, 정신적으로 안녕한 상태(well-being)의 균형
- 자세나 체형의 균형을 통한 건강 회복과 유지
- 유연성과 근력 강화의 균형적 발달

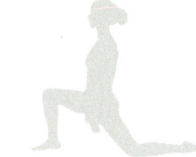

B 바른 자세의 인체 공학적 이해와 이상적인 자세

　인체공학적 개념으로 바른 체형이란, 지구 중력에 저항하여 가장 안정적으로 골격이 정렬되고 근육이 균형 있게 발달하여 신체를 최대한 효율적으로 활용할 수 있는 상태이다. 바른 자세는 이러한 체형을 유지하는 습관이라고 설명할 수 있다. 잘못된 자세는 성장 과정, 생활 속에서의 손상, 반복적인 노동, 나쁜 습관 등으로 인하여 오랜 시간에 걸쳐 만들어져 자세 장애로 발전되는 것이 일반적이다.

　자세 장애가 단순히 외적인 아름다움에 국한되지 않는다는 것은 이미 밝혀진 사실이다. 잘못된 자세가 지속되다 보면 통증과 더불어 여러 가지 장애나 조기 노화 현상 등을 유발한다. 이미 장애의 정도에 따라 불편한 증상에서부터 만성 통증, 목 디스크에 이르기까지 다양하게 발전되는 것을 관찰할 수 있다고 여러 연구 보고서에 발표되었다.
　자세란, 주어진 순간의 모든 관절 위치를 통틀어 말하는 것으로 표현된다. 이것은 정적으로 관절이 정렬(joint alignment)을 하고 있을 때 여러 관절과 신체 분절이 얼마나 효율적으로 연결되어 형성되어 있는지를 통해서 설명된다.

자세는 또한 근육의 균형(muscle balance)이라는 면에서도 설명이 가능하다. 어떤 자세를 유지할 때 근육은 가장 경제적으로 에너지를 사용하고 있는 것(최소한의 스트레스와 긴장이 주어진 상태로)이 바람직하다. 다시 말하면 근육은 관절을 중심으로 서로 보완하는 작용이 있으므로 자세를 유지할 때 상호 보완하는 근육은 적절한 에너지를 사용하여야 근육의 단축, 약화 또는 통증을 사전에 예방할 수 있는 것이다.

필자는 1989년부터 캘리포니아 주에 있는 척추신경의대(Southern California College of Chiropractic)에서 자세와 체형적인 문제를 회복시키기 위한 임상을 지속하여 왔다. 임상과 연구를 통하여 체형 교정에 있어서 운동의 중요성을 이해하게 되었다. 어떤 운동이 중요한 것이 아니라 어떤 운동이든지 어떻게 하느냐에 따라 결과가 달라질 수 있다는 사실을 알게 되었다. 또한 자신의 체형적 특성을 이해하면 어떤 운동을 하든지 부상과 손상을 예방할 수 있게 할 뿐만 아니라 운동의 효율성을 높일 수 있다. 체형은 사람의 일생에 있어서 지속적으로 변하므로 지속적인 관심이 필요하다.

잘못된 자세로 인한 만성 근육통, 허리와 목 디스크, 퇴행성 관절염, 근육 관절 신경계의 문제점, 관련된 통증 등으로 인한 많은 환자들을 임상에서 20여 년 이상 보아 왔다. 대부분의 환자들이 자세 및 체형적인 문제점을 가지고 있었다. 만약, 그러한 환자들이 바른 자세를 유지할 수 있는 방법을 알았다면 아마도 대부분의 환자들은 문제점을 사전에 예방할 수 있었을 것이다.

> 이상적인 자세란 지구 중력에 영향을 받아서 발생되는 구조적(물리적) 스트레스와 근육의 긴장을 최소화한 상태로 골격을 바르게 정렬하여 유지하는 것이다.

지구 중력에 의해 발생하는 구조적(물리적)인 스트레스와 근육의 긴장을 최소화하기 위해서는 척추 전체는 정상적인 곡선(만곡)을 이루고, 머리는 몸통의 중심에 위치하여야 한다. 그리고 골반은 몸통을 균형 있게 받치고 그 아래에 놓인 하지가 몸의 중심선을 따라 좌우가 올바르게 정렬되어야 한다. 인체 공학에 있어서는 사람의 몸을 관통하는 중심선을 '중심 중력선(central gravity line)'이라고 하는데 신체의 바른 정렬 기준선이 된다. 이 중심 중력선은 그림에서처럼 사람을 옆에서 보았을 때, 발목 복사뼈의 약간 앞을 통과하고, 무릎 관절과 고관절, 어깨 관절과 귓구멍을 통과하여야 이상적이다.

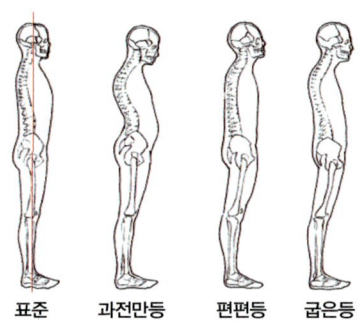

표준   과전만등   편편등   굽은등

[그림 1-1] 중심 중력선, 과전만등, 편평등, 굽은등

일반적으로 많이 바른 것처럼 보이는 군대식 자세는 편평등 체형이라고 구분되기도 한다. 가슴을 앞으로 내밀어 등(흉추)을 편평하게 만들며, 머리가 몸통의 중심으로부터 약간 앞쪽으로 기울어져 있지만 척추의 곡선은 전체적으로 골반까지 편평하게 일자형이고, 턱은 약간 들려서 시선을 약간 위로 두는 체형을 일컫는다. 근육이 과도하게 발달한 체형에서 자주 보이고, 전체적으로 관절의 유연성이 줄어들며 척추의 퇴행 변화가 빨리 진행될 가능성이 높은 체형이라고 할 수 있다.

청소년기에 일시적으로 보이거나 나이가 많은 노령층에서 자주 보이는 체형 중 굽은등 체형이라고 분류되는 유형이 있다. 머리가 앞으로 빠지고 가슴 부위의 등뼈(흉추)가 뒤로 튀어나와 있는 것처럼 구부정하게 보이는 체형으로 청소년기에 일시적으로 관찰되다가 과전만등 체형으로 발전하는 것이 일반적이다. 노령층에서 보이는 이 유형은 대개 퇴행성 관절염, 압박골절 등의 손상과 관련이 깊다.

일반적으로 가장 흔하게 관찰되는 유형을 과전만 등 체형이라고 한다. 머리의 위치를 알 수 있는 귓구멍의 위치가 중심 중력선의 앞에 놓이게 되고, 배를 앞으로 내밀고 서 있는 것처럼 허리의 곡선이 과도하게 발달되고 엉덩이가 뒤로 빠진 것처럼 보이는 체형이다. 지나친 만곡 때문에 요통, 허리나 목 디스크, 만성 근육통 등으로 발전되기 쉬운 체형으로, 머리는 약간 앞쪽으로 기울어져 있고 요추의 과전만과 골반이 앞으로 기울어져 있는 것이 특징적인 체형이다.

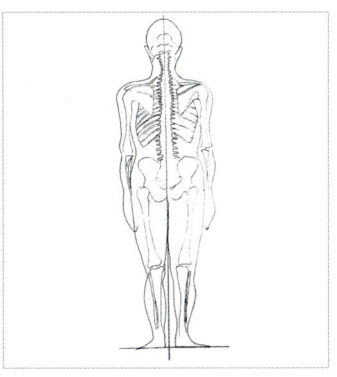

[그림 1-2] 뒤에서 본 자세

사람을 뒤에서 보면 중심 중력선을 관찰하기 편한데 왜냐하면, 사람의 몸은 좌우가 대칭인 구조이기 때문이다. 관찰 포인트로는 머리의 위치가 중심에 있어야 하고, 좌우 어깨와 골반의 위치가 대칭적으로 일정해야 한다. 물론 척추의 정렬은 중심 중력선을 통과하여야 한다. 어깨는 일반적으로 자주 쓰는 손(오른손잡이 또는 왼손잡이)의 근육 발달 상태에 따라 약간 비대칭일 수는 있지만 그 편차가 크고 척추의 정렬 상태가 바르지 않다면 유의하여야 한다.

사람을 뒤에서 관찰하였을 때 척추가 몸통의 중심선을 따라 형성되지 않고 비틀어진 경우를 일반적으로 척추측만증이라고 한다. 또한 옆에서 관찰하였을 때 머리가 앞으로 빠져 있고(흔히 '거북목'이라고 알려져 있음) 엉덩이가 뒤로 빠진(흔히 '오리 궁둥이'라고 알려져 있음) 형태의 척추를 척추만곡증이라고 한다. 척추가 바르게 형성되지 못한 이유는 선천적인 결함에서부터 자세적인 요인에 이르기까지 그 원인들이 아직 밝혀지지 않았을 정도로 많다.

바르지 못한 자세가 척추측만증이나 척추만곡증을 만들고 퇴행성 관절염과 같은 노화 현상을 촉진하고 만성 근육통을 유발한다는 사실은 이미 밝혀졌지만, 정작 바른 자세를 위해 무엇을 하여야 하는지에 대한 지식은 많지 않다. 바르게 앉고 서고 걷기를 일상생활 속에서 실천할 수 있다면 이러한 문제를 나중에 고민할 필요가 없을 것이다.

Awareness : 인지, 의식, 자각, 알아채고 있음

- 자신의 문제점과 취약 부위, 유연성, 근력에 대한 인지
- 동작을 통한 자신의 능력과 한계를 인지
- 인지한 취약한 부분을 자신의 의지대로 회복

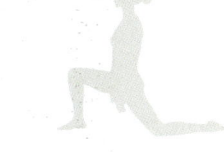

A 자신의 몸에 대한 인지의 필요성

자세 및 체형 교정 목적으로 바태 운동을 시작하기 이전에 항상 선행되어야 하는 것이 자신의 몸 상태에 대한 인지(awareness)다. 대부분의 측만증 또는 만곡증을 가진 사람들에게 자신의 몸 상태에 대하여 알 수 있냐고 물어보면 대부분 알 것 같다고 대답하지만 막상 눈을 감게 하고 자신의 팔다리의 길이와 어깨와 골반의 높낮이에 대해 물어보면 엉뚱하게 대답하는 경우가 많다.

일상적인 생활 속에서 자신의 자세를 인지하고 의식하면서 사는 사람들은 많지 않다. 본인이 어떻게 앉고 서고 걷는가에 대하여 인지하는 것이 얼마나 중요한 것인지를 보여주는 가에 대해서는 다음의 경우를 보면 알 수 있다.

최초 바태 체형 검사를 받기 3년 전부터 특발성 측만증 진단을 받고, 여러 가지 치료 및 시술을 받아 왔고 체형 검사 날에도 족궁을 만들어 주고 다리의 길이를 조절한다는 깔창을 넣은 신발을 신고 있었다. 첫 수업은 본인의 몸 상태에 대한 인지를 시키는 단계

[그림 1-3]

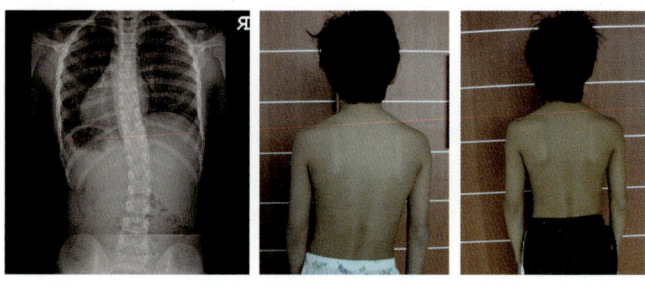

- 23도 측만증 진단을 받은 2002년생 남학생
- 최초 바태 체형 검사 일자 : 2011년 1월 18일

에 그쳤다. 왜냐하면 본인의 자세에 대한 질문에 이 학생은 전혀 반대로 본인의 몸 상태를 인지하고 있었기 때문이다. 본인의 몸 상태에 대한 인지 훈련을 숙제로 주고 이틀 후에 다시 왔을 때는 다른 어떤 치료나 운동보다도 몸의 변화가 크게 생긴 상태였다. 물론 학생의 엄마도 그 변화에 대단히 의아해 하고 놀랐다. 여러 가지 방법의 치료와 운동을 3년 동안 하였지만 정작 자신의 상태를 인지하지 못한 상태에서 피동적으로 움직였기 때문에 아주 가까운 길을 멀게 돌아간 경우이다.

대부분의 외부 정보는 사람의 감각 기관을 통하여 들어오는데, 우리들이 상식처럼 알고 있는 오감(시각, 청각, 미각, 후각, 촉각)이 있지만 그 외에도 통각, 내장감각, 관절이나 근육의 긴장도를 느끼는 고유감각, 중력의 방향을 지각하는 평형감각 등이 더 있다. 자세와 관련해서는 시각, 촉각, 고유감각, 평형 감각에 의해서 받아들인 정보를 인지하여야 하고 그 정보를 의식적으로 정렬된 바른 방향으로 동작을 유도하여 운동하여야 한다.

의식계가 무의식계를 인지하는 방법은 대개 느낌 또는 감으로 표현될 뿐 정확하게 인식하기는 힘든데, 그 이유는 우리가 알고 있는 의식계가 너무나도 방대한 무의식계의 정보에 도달하기가 상당히 버겁기 때문이다. 의학적으로 무의식은 전체 신경계 활동의

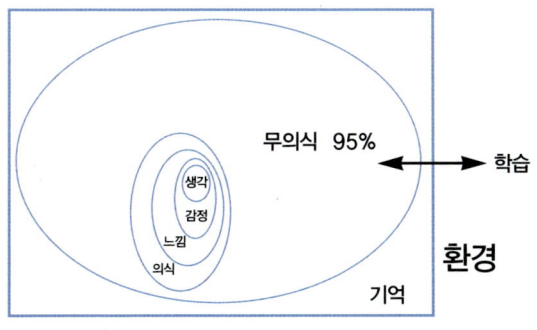

[그림 1-4] 의식-도표

95%이고, 의식(생각, 감정, 느낌)은 5%를 차지한다고 한다. 자세를 교정하기 위한 운동은 의식계와 무의식계가 같이 작용하여 완성되어야 하므로 생각만 가지고 학습하기 힘든 운동이라는 것을 알 수 있다. 그래서 절대적인 운동에 대한 확신이 필요하고, 만약에 지도자의 도움을 받는 상황이라면 지도자에 대한 신뢰가 없으면 운동의 효율성이 없어지는 것이다.

학습은 외부 환경에 대한 인지를 통하여 이루어진다고 할 수 있다. 외부 환경에 대한 정보는 우리 몸의 감각 기관을 통하여 인지되고 우리 몸은 이러한 정보를 기억이라는 창고 안에 저장하여 놓았다가 필요에 의하면 꺼내 쓰는 것으로 표현할 수 있다.

일반적으로 우리가 알고 있는 학습이란 의식계(생각, 감정, 느낌)가 다시 기억하는 것만을 생각하지만, 우리 몸의 기억 창고는 무의식계가 지배하는 영역이 훨씬 크고, 특히 자세는 특성상 무의식계에 영향을 많이 받기 때문에 무의식계에 저장된 기억을 꺼내 쓰기 위한 부단한 노력이 필요한 것이다.

| 자세에 영향을 주는 순서 | 무의식 〉 느낌 〉 감정 〉 생각 |

특히 관절과 근육의 긴장 정도를 느끼게 하는 고유 감각을 활성화 시켜야 관절의 움직임이 이상적인 방향으로 보다 크게 효과를 볼 수 있다. 고유 감각은 신경학적으로 의식계보다는 무의식계에 더 밀접하게 연결되어 있으므로 처음에 이를 활성화시키는 단계를 '바태 인지 단계' 라고 표현하기도 한다. 즉, 의식적으로 무의식계로 던져지는 고유감각을 통한 정보를 인지하는 과정이라고 할 수 있다. 이러한 감각 능력은 사람마다 그 차이가 보이지만 대개 집중력이 좋거나 집중하고자 하는 마음이나 태도(attitude)만 있으면 그 능력을 쉽게 개발할 수 있음이 관찰된다. 물론 바태 운동 중에도 그 집중력을 얼마나 유지하고 수행하느냐에 따라서 그 결과가 크게 차이나 나는 것을 관찰할 수 있었다.

측만증으로 진단 받은 학생들을 체형 교정 목적으로 바태 운동을 지도하면 생각지도 않게 집중력이 높아지거나 성적이 오르는 현상을 관찰할 수가 있는데, 바로 그 이유는 바태 인지 단계를 거치면서 자연스럽게 생기는 현상으로 본다. 바태에서는 자세를 바꾸기 위해서 생체 자기 제어(biofeedback ; 심장 박동처럼 보통 의식적인 제어가 안 되는 체내 활동을 전자 장치로 측정하고 그 결과를 이용하여 의식적인 제어를 훈련하는 방법) 방법을 응용하여 그 효율성을 높이고 있다.

바태 운동에서는 전자장치로 측정하지는 않고, 운동하는 사람의 감각 기관(피부의 촉각, 균형 감각, 시각, 고유감각)을 통하여 운동하는 사람의 몸 상태를 의식적으로 인지시켜 그 정보로 하여금 동작에 반영하게 유도하여 접근하여야 하므로 바태 운동의 시작은 '자신의 상태를 인지하는 것' 에서부터 시작한다고 할 수 있다.

Trust : 신뢰, 믿음, 강한 기대, 확신

- 운동을 통한 건강한 삶에 대한 믿음
- 자기 자신의 능력에 대한 믿음
- 바태 운동에 대한 믿음

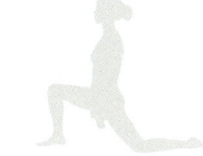

T 신뢰와 믿음

　자신의 몸 상태를 아는 것을 인지의 단계라고 한다면 그 인지한 것에 대한 확신, 신뢰, 믿음의 단계가 꼭 필요하다. 대부분의 사람들은 본인의 체형적인 특성을 막연하게는 알고 있지만 정확하게 인지하며 살고 있지는 않다. 바태 체형 검사를 통하여 본인의 체형 특성을 눈으로 확인하여도 그것에 대한 믿음이 생기지 않는다면 운동 효과를 기대하기는 힘들다.

　믿음이라는 단어는 단순히 생각만으로 표현하기 힘든 부분이 있는데, 그 힘든 부분이 바로 무의식일 것이다. 무의식에 가장 가까운 느낌은 우리가 우리 몸 안에 있는 무의식을 알아가기에 생각보다는 편한 도구라고 생각할 수 있다. 자신의 자세에 대한 확신과 믿음은 운동을 하는 태도에도 지대한 영향을 미치게 되므로, 확신과 신뢰 그리고 믿음은 긍정적인 변화에 중요한 포인트로 작용한다.

　운동을 지도하면서 지도자(부모, 선생, 강사)와 대상자 간의 신뢰와 믿음이 중요한 요소로 작용하는데, 그 이유는 자신의 상태를 인지하기가 힘들기 때문에 생기는 불신 때문이다. 심리학적으로 어떤 것을 받아들이는데 있어서 생기는 불신 또는 거부의 단계가 있다. 이 거부의 단계를 자연스럽게 극복하지 못하면 자세의 변화는 기대하기 어렵다.

바른 자세를 지도함에 있어 신뢰는 강요하는 것이 아니고 자연스럽게 믿고 따라올 수 있도록 해야 한다. 바른 자세에 대한 기준과 과학적인 설명과 해석 그리고 바름에 대한 철학을 가지지 못한다면 신뢰감은 형성될 수 없다. 게다가 운동하는 사람의 몸을 충분히 이해하고 단계적 지도와 지시어를 선택하는 것 또한 신뢰와 믿음을 얻게 하는 중요한 요소이다.

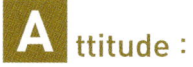**ttitude** : 태도, 마음가짐, 자세, 몸가짐

- 동작을 수행할 때의 마음가짐
- 각 동작을 성실하게 열심히 수행하는 태도

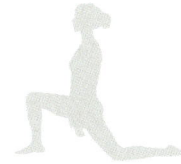

A 바른 태도에 필요한 것들

1. 긍정적 사고와 자세 유지에 필요한 근육과 호흡

 긍정적 사고란, 이전에도 얘기했듯이 느낌이나 감정이 자세에 큰 영향을 미치므로 긍정적인 생각으로 운동에 임해야 한다. 만약에 힘들어서 하기 싫은데 억지로 운동을 하면 운동 효과를 기대하기 힘들다. 척추측만증 진단을 받고 바태 운동을 시작한 학생들이 부모나 지도자의 강압적인 지시로 운동을 하였을 때와 어느 정도 목적의식을 가지고 긍정적으로 운동을 하는 경우의 결과는 하늘과 땅만큼 차이가 크다. 많은 집중력을 요구하기 때문에 집중력이 떨어지고 운동에 대한 흥미를 잃었을 때는 억지로 자세 교정 운동을 하지 말아야 한다.
 공부를 하고 있는 아이에게 "바르게 앉아서 공부해라."라고 지시한 상황을 생각해 보자. 이 단순하다고 생각되는 지시가 아이한테는 얼마나 힘든 일인 줄 이해하지 못하였기 때문에 아마 이런 상황이 생겼을 것이다.
 공부나 어떤 일을 집중하면 할수록 의식은 집중 대상(공부)에 몰입하기 때문에, 자세를 유지하는 것은 주로 무의식적으로 유지되는 습관 또는 습관처럼 사용되던 행동 패턴에 의해서 관리되기 때문이다. 만약에 이때 자세를 바로잡으려고 노력한다면 공부에 대한 집중력은 떨어지고, 바르게 앉으려는 노력은 쉽게 자세를 바꿀 수 있는 외재성 근육(다음에 설명된다)을 사용하여서 생긴 통증 때문에 대부분의 아이들을 짜증나게 할 것이다. 만약에 이런 과정이 반복된다면 바르게 앉아서 공부하라는 지시는 의미 없는 잔소리가 되는 것이다. 만약에 이 과정이 더 발전한다면 아이들에게 무리한 요구를 하는 부모님이나 선생님은 결국 말을 듣지 않는 문제아를 만드는 원인 제공을 하게 되는 것이다. 이러한 과정 속에서 우리의 아이들에게 긍정적인 사고를 가진 하나의 인격체가 되기를 바란다면 모순일 것이다.

아이를 키우는 학부모로서 필자는 아이들에게 공부할 때 자세를 바꾸는 환경에서 벗어나 다른 방법으로 접근하여 효과를 보았다. 몇 년 전부터 우리 집에서는 한 대의 컴퓨터만 게임을 할 수 있도록 정했고, 아이들은 시간을 정해 놓고 돌아가면서 컴퓨터 게임을 하였다. 바르게 앉는 방법을 가르쳐 주고 만약에 바르게 계속 앉아서 게임을 한다면 정해진 게임 시간을 늘려 주고 그렇지 못하면 게임 시간이 줄어든다고 정하였다. 물론 게임 시간의 연장 한계는 두었다. 이렇게 하니 아이들은 기쁜 마음으로 게임을 즐길 수 있었고 게임 시간의 연장과 더불어 자연스럽게 바르게 앉는 방법을 익히게 된 것이다. 컴퓨터 게임을 하며 보내는 시간이 아이들에게 그다지 많은 도움이 되지 않을 것이라고 생각하였지만, 올해 고등학교에 들어간 둘째가 얼마 전에 이런 말을 하였다.
"아빠, 학교 생활이 즐거울 것 같아. 반 아이들이 내가 LOL 게임 다이아몬드 레벨(높은 레벨을 의미하는 것 같다)이라는 것을 알고 나서는 더 친해지려고 하거든."
바른 자세를 알려주려고 착안한 아이들의 게임 시간 룰은 게임에 대한 집중력을 높이기도 하였지만, 아이들은 바른 자세로 쉽게 접근이 가능하게도 하였다. 막내도 최근에 이런 얘기를 한 기억이 난다.
"아빠! 내가 바르게 앉아 있는 모습을 보고 선생님이 나를 칭찬해 주었어."

> '오래 앉을 수 있는 아이가 공부를 잘 할 수 있을까? 아니면 공부를 잘하기 때문에 오래 앉아 있는 것일까?'

흔히 어른들은 '공부는 머리로 하는 것이 아니라 엉덩이로 하는 거란다.' 라고 얘기한다. 이 말은 그만큼 오래 앉아서 책을 보는 학생의 성적이 좋다는 말을 다르게 표현한 것이다. 무조건 오래 앉아 있다고 해서 공부를 잘하는 것은 아닐 것이다. 앉아 있는 자세가 불편하다면 공부에 집중하는 시간은 줄어들고 자세를 편하게 바꾸기 위하여 노력하는 시간은 길어질 것이다. 이러한 모습이 부모나 선생님에게는 공부에 집중하지 못하는 산만한 아이로 비춰질 것이고, 결국 자세가 바르지 못하면 집중력도 떨어지고 오랜 시간 하고 싶은 일이나 공부를 할 수 없게 된다. 필자는 어떤 것이 먼저인지는 크게 중요하지 않지만 가끔 이런 생각을 해 본다.

'오래 앉을 수 있는 아이가 공부를 잘할 수 있을까? 아니면 공부를 잘하기 때문에 오래 앉아 있는 것일까?' 아니면 '오래 앉을 수 있는 사람이 일을 잘하게 되는 것일까? 아니면 일을 잘하기 때문에 오래 앉아 있는 것일까?

일을 하건 공부를 하건 간에 긍정적으로 임하는 자세가 결국은 자세를 유지하는데 큰 역할을 하고 집중력도 높이는 것이라고 생각한다. 바테 운동을 청소년에게 지도하다 보면 긍정적이고 자발적인 학생의 학부모들로부터 아이들의 성적이 올라갔다거나 운동(미술, 음악, 악기 등) 능력이 좋아졌다는 말을 자주 듣는데, 자세를 교정하기 위한 운동은 우리가 생각하는 것보다 많은 집중력이 요구되고 훈련하는 한 방법이기 때문이라고 해석한다. 의식계 중에서도 생각보다는 느낌으로 접근하여야 그 효과가 더 크다는 것을 이해하여야 한다.

자칫 지루할 수도 있는 자세 교육은 긍정적으로 시작되어야 하고, 자발적인 변화의 의지를 가지고 바르게 앉고 서고 걷기를 한다면 이미 우리의 무의식계는 몸의 변화를 만들고 있으며, 이러한 변화는 집중력을 높이는 등의 개인의 능력을 최대한 끌어 올리는 것 뿐만 아니라, 주변인으로부터 좋은 이미지를 갖게 하여 기대하지 못한 변화 이상의 것들을 얻게 될 것이다. 그만큼 자세를 지도하는 학부모, 선생님, 강사는 이러한 내용을 이해하고 어떤 동작을 가르치는 것에 급급해하지 말고 변화를 만들 수 있는 긍정적인 환경을 만드는 것이 선행되어야 한다.

2. 자세 유지근이란?

자세 유지근이라는 단어는 아마 생소할 것이다. 필자가 2004년도부터 몸 근육의 기능적 분류가 어느 정도 미래에 일어날 것이라고 예측하고 내재성 근육이라고 표현하였다. 최근 학계에서 자세 및 체형을 유지하기 위하여 활동하는 근육들을 자세 유지근이라 지칭하였지만 아직까지 분류가 명확하게 발표된 상태가 아니다. 몸의 근육을 기능적으로 분류하면 외재성과 내재성 근육군으로 나눌 수 있는데, 외재성 근육은 상지와 하지의 근육을 비롯하여 몸통의 가장 바깥쪽에 형성된 근육군으로 주로 사지 관절과 연결되어 있으며 움직임이나 동작과 관련된 근육들을 의미한다.

내재성 근육, 즉 자세 유지근은 주로 몸통의 가장 중심부에 형성된 근육군으로 주로 몸의 중심인 척추의 각 분절 및 사지 관절의 심부에 위치하고 있으며 자세나 체형의 유지와 밀접하게 관련된 근육들을 의미한다. 즉, 바태와 같은 체형을 교정하기 위한 운동에 있어서 동작의 중심은 내재성, 즉 자세 유지근이라고 할 수 있다.
이러한 자세 유지근은 생화학적 반응을 기초로 적색근으로 구별된다. 적색근은 미오글로빈을 다량 함유하여 적색을 띠고 심장근이나 호흡근과 같이 지속적으로 활동이 요구되는 근육으로 수축 반응 속도는 낮으나 지속성이 높다. 자세 유지근은 일상생활 중에서 흔히 사용하고 있지만 의식하지 못하는데, 가장 큰 이유는 피로물질을 통한 통증 반응이 없기 때문이다. 자세 유지근도 어떻게 사용하느냐에 따라 긴장이 되는 것을 관찰할 수 있는데, 대개 심부 적색근의 긴장이 주변 백색근의 과활동 성향을 만들고 나서야 백색근을 통한 통증으로 표현된다.

지압이나 스포츠 또는 경혈 마사지와 같은 시술을 받아본 사람이라면 아마 이러한 현상을 경험했을 수도 있다. 평소에 못 느끼던 통증을 척추 주변 깊은 근육 부위를 눌렀을 때 느끼는 현상이다. 대개 긴장된 자세 유지근이 눌려서 생기는 압박 통증이다.

또한 적색근은 신경계에 있어서 무의식계의 지배를 받는 성향이 강하므로 대부분 의식하지 않고 살아가는 것인데, 자세를 변화시키기 위한 훈련에 있어서 반드시 활성화시켜야 되는 근육이다. 반면 외재성 근육은 백색근으로 분류되며 빨리 반응하여 쉽게 사용하기는 쉬우나 근육 피로 물질이 생기기 때문에 지속적으로 사용하기 힘들다.

이제부터 바르게 앉아야지 생각하고 척추를 바로 세우기 위해서 노력해본 경험이 있는 사람이라면 동작을 만들기는 쉽지만 유지하기 힘들다는 사실을 느껴보았을 것이다. 어떤 동작을 만들기 위해서는 쉽게 동작을 만드는 외재성 근육을 사용하였기 때문이다. 이것이 바른 자세를 유지하기 힘든 가장 큰 이유이고 이 문제를 해결하기 위해서는 몸의 심부에 있는 적색근을 활성화하여 자세를 취하는 방법을 이해하고 운동하여야 한다.

3. 호흡

이 세상에서 가장 좋은 호흡은 미소를 머금을 수 있게 하는 호흡이다.

자세 및 체형을 교정하기 위해서는 특정한 동작을 지속적으로 반복 수행하여야 하므로 가장 편안한 호흡 상태를 유지하는 것을 기본으로 한다. 호흡은 들숨과 날숨으로 구분되는데 날숨으로 동작을 유도하되 들숨은 자동으로 쉬어지도록 유도하여야 자세 체형 유지근을 지속적으로 사용할 수 있다. 호흡은 동작을 자연스럽게 유도하는 한 방법이라고 생각해야지 호흡을 만들기 위한 동작으로 진행되어서는 안 된다. 호흡은 가장 편안하고 자연스럽게 쉬어지도록 하여야 한다.

호흡에 너무 신경을 쓰면 집중하여 할 부위의 근육과 관절의 움직임에 집중도가 떨어지게 만들고 오히려 긴장을 유발할 수 있다. 만약에 날숨 위주로 호흡을 하는데 들숨도 의식적으로 들이마시려고 한다면 잘못된 것이다. 운동을 하면서 호흡에 불편함이 있다면 전문 지도자의 도움을 반드시 받을 필요가 있다.

잘못된 호흡은 건강 상태를 방해하는 치명적인 요소로 작용할 수 있기 때문이다. 운동에 있어서 호흡은 중요한 요소임에는 틀림없지만 호흡을 훈련하는 과정에서 잘못하면 부작용이 있다는 것은 잘 알려지지 않았다. 호흡을 인위적으로 훈련하려 한다면 신중해야 한다. 내가 믿는 최상의 호흡은 아주 자연스럽고 편안하게 이루어지는 것이다.

Efficiency : 능률, 효율, 유효성

- 동작의 이해를 통한 효율적인 근육과 관절의 사용
- 자신에게 가장 적합한 동작을 취사 선택할 수 있는 효율적인 프로그램
- 바태 운동을 통한 건강 회복의 효율성

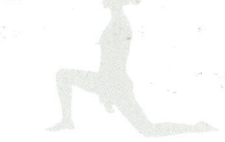

E 운동의 효율성

 바른 체형과 자세를 유지하는 운동은 기존의 운동과 달리 겉으로 보이는 모습을 흉내 내거나 비슷하게 보이기만 해서는 안 된다. 앞서 우리는 바른 자세란 최소한의 스트레스와 긴장을 갖고 생활하는 것이라고 배웠다. 최소한의 긴장을 위해서는 필요한 근육만 사용하고 필요하지 않은 근육은 쉬게 해 주어야 한다. 이러한 작업은 자신의 몸에 대해 인지하고 집중하는 시간이 필요하다.

 바른 동작이나 자세가 요구하는 느낌에 집중하고 손으로 만져 보거나 거울에 비친 모습을 확인하는 과정에서 잘한 것과 잘못한 것을 구별하여 수정하면서 반복 연습해야 그 효율을 높일 수 있다. 모양은 같아 보여도 사용해야 할 근육과 이완해야 할 근육을 제대로 활용하여 운동한 경우에는 긍정적인 자세의 변화를 가져오지만 불필요한 근육의 과긴장은 근육통과 더불어 잘못된 습관으로 이어진다. 운동은 어떤 것, 어떤 동작을 하는 것이 중요한 것이 아니고 어떻게 하느냐가 중요한 것이다.

 운동의 효율성은 운동을 시작하기 전에 내 몸에 무엇이 취약하고 넘치는지에 관하여

인지하는 것에서부터 시작한다. 자세를 만들고 유지하기 위한 관절의 정렬과 근육의 사용에 대한 이해와 기준이 되는 바태는 임상과학이 아닌 인체공학과 해부학과 같은 기초과학을 토대로 하기 때문에 오류의 발생을 줄이고 각 운동이나 동작에 있어서 그 이유가 분명하다.

제2장
How am I?
(운동을 시작하기 전에 해야 할 것들)

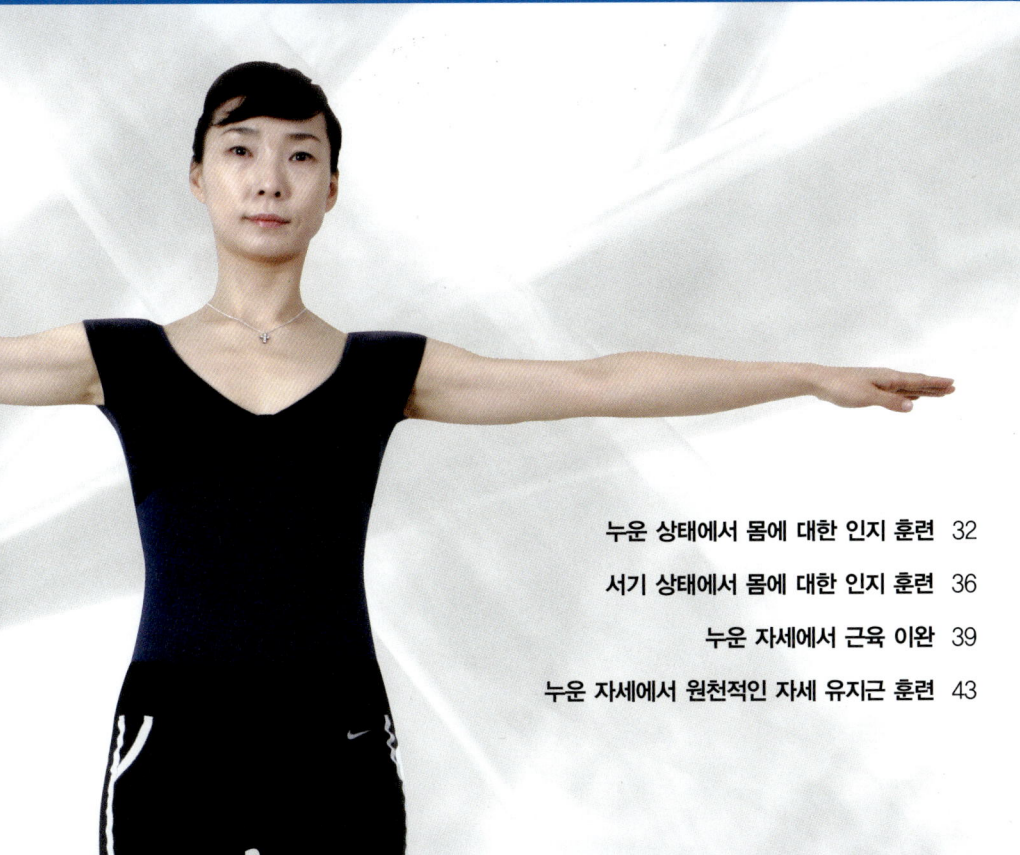

누운 상태에서 몸에 대한 인지 훈련 ········ 32

서기 상태에서 몸에 대한 인지 훈련 ········ 36

누운 자세에서 근육 이완 ········ 39

누운 자세에서 원천적인 자세 유지근 훈련 ········ 43

Balance · Awareness · Trust · Attitude · Efficiency

01 누운 상태에서 몸에 대한 인지 훈련

1. 본인이 생각하기에 바른 자세라고 생각하면서 힘을 빼고 눕는다. 잠시 본인의 몸 전체를 스캐닝 하듯 그려 본다.

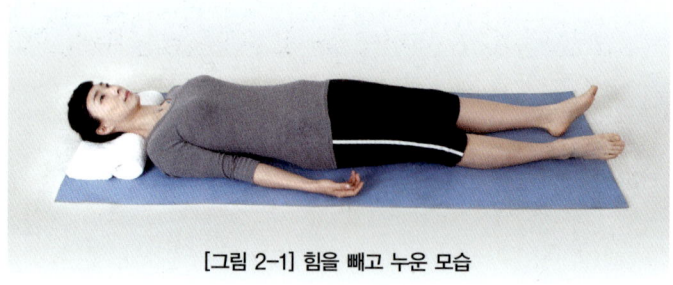

[그림 2-1] 힘을 빼고 누운 모습

2. 양발의 길이와 모양을 그려 보려고 노력한다. 본인의 느낌으로 그려지는 다리길이가 차이가 나거나 같은지에 대하여 생각해 본다. 이때 발이 서로 닿아 있어서는 안 된다. 잠시 후에 눈을 뜨고 고개만 들어 아래 발 쪽을 보면서 자신이 생각했던 느낌과 시각적으로 보이는 것과의 차이를 확인한다. 그 차이가 확실히 느껴질 때까지 반복 훈련한다.

3. 본인이 생각하기에 바른 자세라고 생각하면서 힘을 빼고 눕는다. 잠시 본인의 몸 전체를 스캐닝 하듯 그려 본다. 만세 하듯이 양팔을 위로 뻗고, 양팔의 길이와 모양을 그려 보려고 노력한다. 본인의 느낌으로 그려지는 양팔의 길이가 차이가 나거나 같은지에 대하여 생각해 본다. 이때 양팔과 손은 서로 닿아 있으면 안 된다. 잠시 후에

눈을 뜨고 고개만 위로 젖혀 들어 보면서 자신이 생각했던 느낌과 시각적으로 보이는 것과의 차이를 확인한다. 그 차이가 확실히 느껴질 때까지 반복 훈련한다.

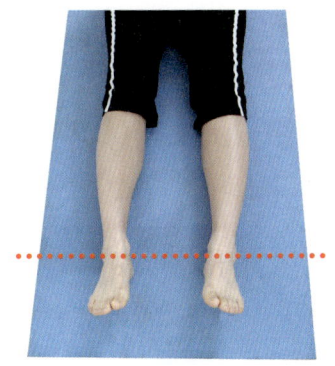 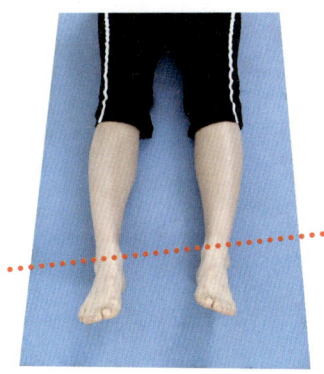

[그림 2-2] 발 길이가 같은 모습(좌), 발 길이가 다른 모습(우)

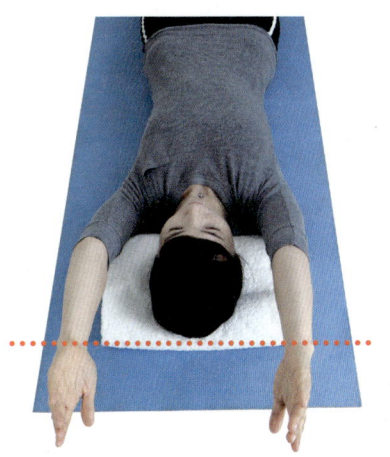 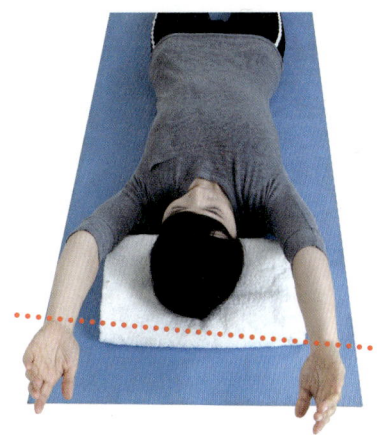

[그림 2-3] 팔 길이가 같은 모습(좌), 팔 길이가 다른 모습(우)

4. 본인이 생각하기에 바른 자세라고 생각하면서 힘을 빼고 눕는다. 잠시 본인의 몸 전체를 스캐닝 하듯 그려 본다. 양 어깨의 높낮이(누운 상태이므로 천장 방향이 앞이고 바닥 방향이 뒤)와 모양을 그려 보려고 노력한다. 본인의 느낌으로 그려지는 어깨의 높낮이가 차이가 나거나 같은지에 대하여 생각해 본다. 잠시 후에 눈을 뜨고 고개만 좌우로 돌려 양 어깨를 번갈아 보면서 자신이 생각했던 느낌과 시각적으로 보이는 것과의 차이를 확인한다. 그 차이가 확실히 느껴질 때까지 반복 훈련한다.

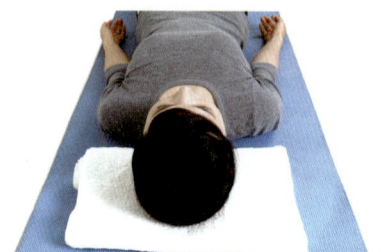 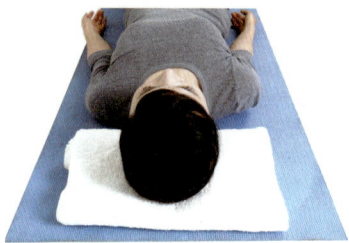

[그림 2-4] 어깨가 지면에 닿은 모습(좌) 오른쪽 어깨가 들린 모습(우)

5. 본인이 생각하기에 바른 자세라고 생각하면서 힘을 빼고 눕는다. 잠시 본인의 몸 전체를 스캐닝 하듯 그려 본다. 양 골반(본인의 양손으로 골반의 앞쪽에 툭 튀어 나온 부분으로, 의학적으로는 장골의 전상장골극이라고 함)에 손가락을 갖다 대고 골반의 높낮이(누운 상태이므로 천장 방향이 앞이고 바닥 방향이 뒤)와 모양을 그려 보려고 노력한다. 본인의 느낌으로 그려지는 골반의 높낮이가 차이가 나거나 같은지에 대하여 생각해 본다. 잠시 후에 눈을 뜨고 고개만 들어 골반 쪽을 보면서 양손의 위치로 골반의 높낮이를 자신이 생각했던 느낌과 시각적으로 보이는 것과의 차이를 확인한다. 그 차이가 확실히 느껴질 때까지 반복 훈련한다.

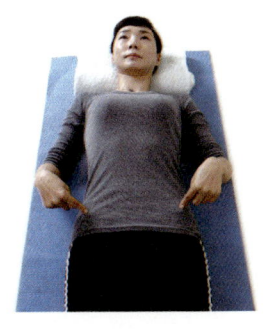 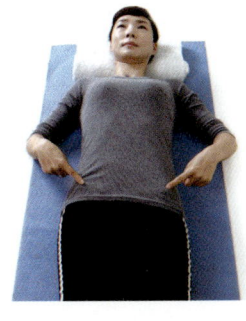

[그림 2-5]
양 골반 전상장골극(좌)
좌측 전상장골극이 높은 모습(우)

6. 본인이 생각하기에 바른 자세라고 생각하면서 힘을 빼고 눕는다. 잠시 본인의 몸 전체를 스캐닝 하듯 그려 본다. 눈을 감고 본인의 허리 부분이 바닥에서 어느 쪽이 더 들려 있는지를 느껴 본다. 양손을 양 허리 부위로 밀어 넣어서 그 차이를 확인하고 눈을 감고 느낀 것과의 차이를 생각해 본다. 그 차이가 확실히 느껴질 때까지 반복 훈련한다.

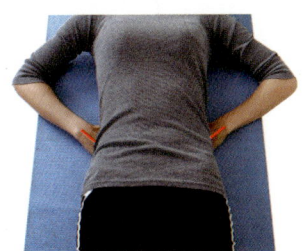 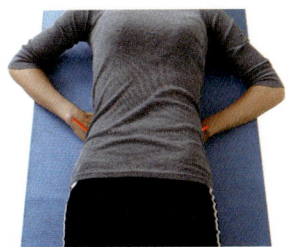

[그림 2-6] 양 허리가 지면에 붙은 모습(좌) 왼쪽 허리가 지면에서 들려있는 모습(우)

> **주 의**
>
> 자신의 몸 상태를 시각적, 피부 감각 또는 촉각으로 인지하고 난 이후에 그 차이를 없애려고 노력한다면 잘못된 동작이나 근육의 긴장으로 이어질 수 있기 때문에 주의하여야 한다. 정렬된 상태와 정렬되지 않은 본인의 상태를 인지하는 과정에서 불필요한 긴장이나 몸을 정렬시키기 위한 과보상이 일어날 수 있기 때문이다. 이 단계는 자신의 체형적 특성을 인지하는 단계이지 교정하기 위한 단계가 아니다.

02 서기 상태에서 몸에 대한 인지 훈련

다음은 서서 본인 스스로의 체형을 인지할 수 있는 방법을 설명한 것이다. 이 방법을 시행할 때는 최대한 자신을 객관화하여 항상 있는 그대로를 보고 느끼려고 하여야 본인의 체형적 특성을 잘 관찰하고 인지할 수 있다.

1. 정면에 전신 거울이나 벽면을 바라보고 양발을 15센티미터 정도 벌리고 서서 자연스럽게 제자리 걸음을 몇 번 하고 멈춰 선다.

2. 제자리에 정지하여 서되 양발의 끝을 벽면과 나란히 정렬하고, 발의 안쪽 면은 '11자' 모양이 되게 한다. 발의 정렬은 상당히 중요하다. 안쪽 면을 11자로 만드는 느낌이 불편하면 15센티미터 정도 넓이의 책을 발과 발 사이에 끼우고 관찰하면 도움이 된다.

3. 잠시 눈을 감고 본인의 서 있는 상태를 느낀다.

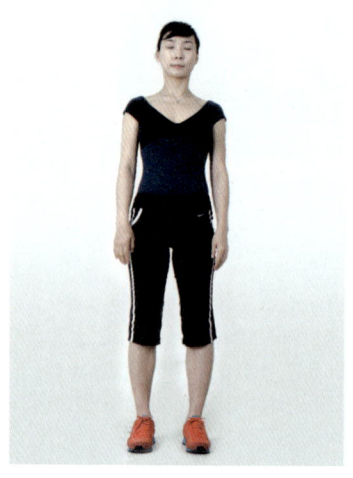

[그림 2-7] 체형 인지 자세

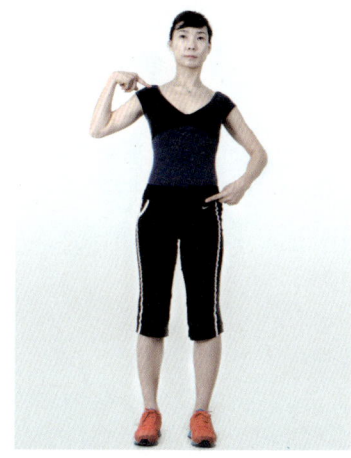
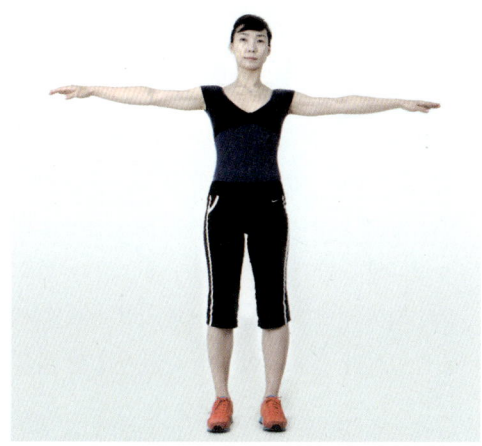

[그림 2-8] 어깨와 골반의 관찰 포인트   [그림 2-9] 양팔 벌려 어깨선 관찰

4. 정면을 본 상태에서 발의 정렬 기준으로 양쪽 골반을 관찰한다. 관찰하기 힘들면 본인의 양쪽 골반 뼈의 앞부분(의학적으로는 전상 장골극이라고 함)의 위치를 확인하면 된다. 양쪽 골반 정렬의 연장선을 골반선이라고 한다. 양쪽 골반의 높낮이와 앞뒤 차이를 관찰하여 인지한다.

5. 양쪽 골반의 골반선을 확인하면서 골반선을 다시 정면과 평행하게 정렬하고, 양 어깨선의 정렬 상태를 관찰한다. 관찰 방법은 양 어깨의 연장선을 통하여 이 연장선이 어느 방향을 향하고 있는지를 찾는 것이다. 관찰하기 힘들면 양팔을 벌려 연장선을 만들고 관찰하면 쉽다. 이 연장선을 어깨선이라고 한다. 어깨의 높낮이를 관찰하되 본인이 오른손잡이고 오른쪽이 약간 낮다면 별 문제가 없지만(물론 크게 낮으면 체형적인 문제에서 연유될 가능성이 있다), 만약에 높다면 측만증이나 만곡증을 의심할 수 있다.

대개 골반의 정렬 상태는 관찰하기 쉽지만 어깨의 정렬 상태는 관찰하기 힘들다. 잘 관찰되지 않을 경우에는 의자에 말을 탄 것처럼 다리를 벌리고 앉아서 골반을 정렬 시킨 후에, 골반의 정렬선을 파악하여 골반이 정면을 향하게 정렬한 뒤에, 앞으로 팔을 최대한 뻗어 본다. 이때 얼굴은 항상 정면을 보고 있어야 하고 골반은 의자에 고정된 채로 붙어 있어야 한다. 앞으로 뻗은 팔의 길이 편차를 통하여 어깨 정렬선을 관찰한다. 오른팔이 길면 오른쪽 어깨가, 왼팔이 길면 왼쪽 어깨가 앞으로 나아가 있음을 알려 줄 수 있다.

또 다른 방법으로는 앞서 말한 말을 탄 자세에서 머리부터 전방으로 천천히 떨어뜨려 보았을 때, 머리의 방향이 어느 쪽으로 향하는가를 통하여서도 관찰할 수 있다. 물론 이때도 골반은 의자에 고정된 채로 붙어 있어야 한다. 척추의 정렬 상태를 검사하는 이학적 검사 방법(Adam's Test)을 응용한 것인데, 머리가 우측으로 향하면 오른쪽 어깨가 뒤로 빠진 것이고, 좌측으로 향하면 왼쪽 어깨가 뒤로 빠진 것이다.

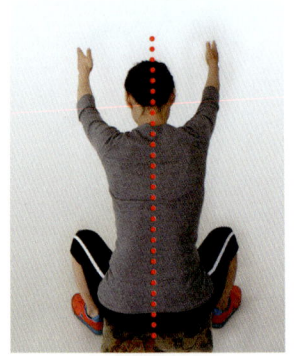
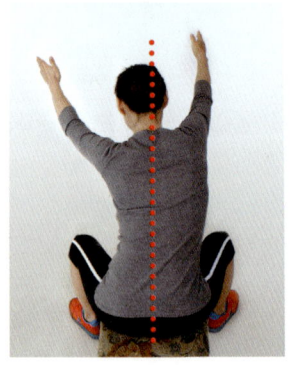

[그림 2-10]

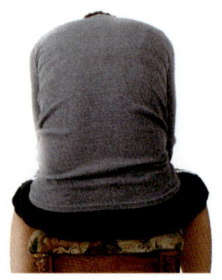
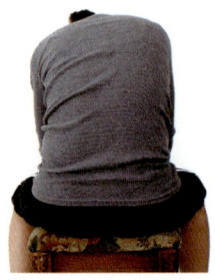

[그림 2-11]

03 누운 자세에서 근육 이완

 운동의 시작은 '자신의 자세 및 체형에 대한 인지'에서부터라고 하였다. 그 다음 단계에서 실제로 동작을 시행하기 전에 본인의 근육이 충분히 이완된 상태인지에 대한 점검이 필요하다. 우리 몸의 근육을 효율적으로 사용하기 위해서는 충분히 이완된 상태로부터 시작하는 것이 유리하기 때문이다. 이완된 상태를 점검하기 제일 좋은 자세는 누운 자세이다.

 일단 먼저 자신의 목과 머리를 잘 받칠 수 있는 베개와 매트를 준비한다. 베개의 크기는 사람마다 다르다. 가장 적당한 베개는 머리와 목(경추) 부위를 전체적으로 충분히 받쳐 주어야 하며 머리의 위치는 바닥에서부터 약 2~3센티미터 정도 올라가 있는 상태에서 얼굴 면이 바닥과 수평이 되는 것이 유리하다. 만약에 본인의 체형이 굽은등 형태라서 턱이 들리면서 얼굴 면을 바닥에 수평으로 하려 할 때 긴장감이 느껴지면 베개의 높이를 올려 조절하여야 한다. 물론 체형의 변화에 따라 점차적으로 낮추는 것(바닥에서 2~3센티미터가 될 때까지)이 유리하지만 사람의 체형 변화 추이에 따라 서서히 조절하여야 한다.

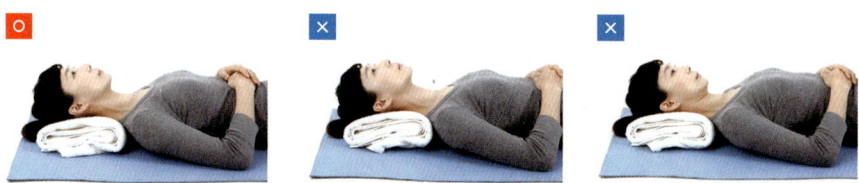

[그림 2-12] 바른 모습(좌), 턱이 들린 모습(중), 턱이 당겨진 모습(우)

매트는 일반적으로 알려진 요가 매트가 적당하지만 만약에 준비가 어려우면 딱딱한 바닥 면에 몸의 돌출 부위가 배기지 않을 정도의 두께인 이불이나 담요도 무방하다. 너무 푹신하면 피부를 통한 몸의 체형을 관찰하거나 이완감을 유도하기가 오히려 불리하고 신체에서 가장 무거운 부위인 골반이 정렬된 상태라기보다는 바닥 쪽으로 내려 앉은 상태가 되므로 불리하다.

베개를 배고 등을 매트에 대고 눕는다. 양 무릎은 가슴으로 끌어 앉았다가 허리 부분부터 차례로 골반이 바닥에 닿는 것을 느끼면서 무릎을 펴면서 누워야 한다. 이때 본인의 골반적 특성을 생각해 보고 골반을 정렬시키려고 노력하되 근육의 긴장이 생기지 않는 범위 안에서만 정렬하여야 한다. 이때 본인 어깨의 체형적 특성을 생각해 보고 어깨를 대칭적으로 정렬하도록 노력하되 몸에 긴장이 생기지 않는 범위 안에서만 정렬하여야 한다. 정렬하는 방법은 높고 앞으로 정렬된 어깨를 움직이는 것이 유리하고 될 수 있으면 날개뼈를 몸통에 밀착시키면서 발 쪽으로 잡아 당기는 것이 유리하다. 또한 팔은 몸통 옆에 가지런히 놓이게 하되 너무 몸통에 붙을 필요도 없고 너무 떨어져서도 안 된다. 손바닥을 하늘로 향했을 때 가장 편안한 위치가 적당하다.

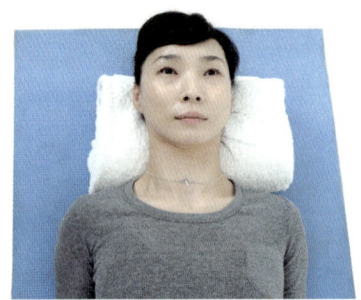 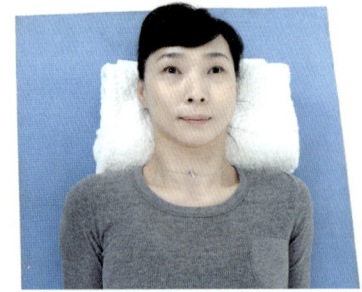

[그림 2-13] 이완된 상태(좌) 긴장된 상태(우)

호흡을 가다듬으며 숨을 내쉬면서 갈비뼈를 닫고 골반을 가볍게 끌어 당기면서 척추가 늘어나는지를 관찰한다. 척추 전반에 걸쳐서 이완감이 생기지 않는다면 고개를 좌우로 가볍게 돌려 보면서 이완감을 느끼도록 한다.

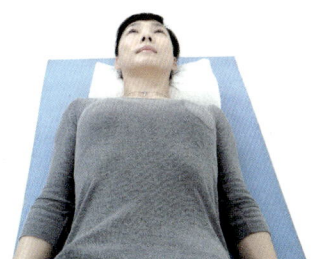 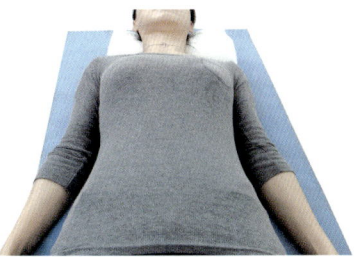

[그림 2-14] 갈비뼈가 열린 모습(좌) 갈비뼈가 닫힌 모습(우)

이완감이 느껴지면 양 어깨의 날개뼈(견갑골)가 충분히 아래쪽으로 떨어져 있는지를 관찰하고, 만약에 떨어져 있지 않으면 가볍게 날개뼈를 발 쪽으로 좀 더 잡아 당겨 어깨와 팔의 긴장감을 느끼고 이완하려 한다. 어떤 경우에는 너무 힘을 빼려는 의지가 강하게 되어 더 긴장감이 올라갈 수 있으므로 주의하여야 한다. 이완은 무엇을 하게 하려는 것이 아니라 하지 않게 하려는 의도를 정확히 알고 있어야 한다.

어깨의 긴장이 느껴지지 않으면 주먹을 가볍게 쥐었다 펴면서 손의 긴장이 있는지를 느껴 본다. 손가락은 적당히 구부려진 상태가 이완된 상태이다. 상체의 근력이 너무 과도하게 발달되어 팔꿈치가 구부러진 상태가 가장 편안한 경우라면 손목과 손 부위에 작은 베개나 방석 등을 받쳐 주어야 이완된 상태를 느끼는 경우도 있다.

상체의 이완감을 느끼면 양발을 좌우로 돌려보면서 하체의 긴장 정도를 느껴 본다. 대개 발끝은 약간 벌어진 경우가 이완된 상태이고 사람마다 근육 발달과 관절의 정렬 상태에 따라 벌려지는 정도가 다르다. 하지가 이완되었다고 느끼면 양발의 발가락을 가볍게 구부렸다가 펴면서 발의 이완 상태를 느낀다. 이렇게 몸 전체가 이완되었는지를 생각하면서 확인할 수 있으면 이제 어떤 동작을 수행함에 있어서 먼저 몸에 힘을 빼는 요령을 알게 된다. 앞으로 배우는 동작이나 일상 생활 속에서 생기는 몸의 긴장을 스스로 이완할 수 있으면 여러분은 벌써 자세나 체형을 변화시킬 준비가 된 것이고 체형 변화는 벌써 일어나고 있는 것이다.

04 누운 자세에서 원천적인 자세 유지근 훈련

몸의 중심을 잡기 위해서는 골반을 세워 유지할 수 있는 심부근을 강화해야 한다. 일반적으로 혹자는 이러한 몸의 중심을 코어라고도 하고 파워 박스라고도 하는데, 바태에서는 몸의 중심이라고 표현한다. 체형 교정에 있어서 몸의 중심을 정렬한다는 것은 상당히 중요하고 의미 있는 일이다. 자세 유지근은 척추를 중심으로 몸의 심부에 있는 근육을 통칭하는 것인데 골반, 좀 더 해부학적으로 얘기하면 천장 관절을 움직이는 심부근이라고 할 수 있다. 이러한 내용은 아직 의학계나 과학계에서 정리하고 발표된 내용이 아니라서 각설하기로 한다.

누운 자세에서 이완하는 느낌을 가지고 난 이후에 골반을 세우는 가장 쉬운 동작을 소개한다. 누운 상태에서 무릎을 가슴 쪽으로 가볍게 잡아 당기면 허리가 둥그렇게 말리고, 그 상태에서 발을 가볍게 바닥에 내려놓으면 허리 전체는 바닥에 닿아 있는 상태이다. 만약에 무릎을 가슴 쪽으로 잡아당겼을 때 허리가 둥그렇게 말리지 않는다면 이 운동에 앞서서 허리 뒤쪽의 근육과 관절을 충분히 이완하는 스트레치 동작을 먼저 하여야 한다.

가볍게 내려 놓은 발을 발끝 쪽으로 조금씩 이동시키면서 허리가 바닥에서 뜨는 포인트를 느낀다. 허리가 바닥에서 뜨는 포인트를 느끼면 발을 더 이상 발끝 쪽으로 이동시키지 말고 그 상태에서 갈비뼈를 닫고 양 골반의 앞쪽 근육(내복사근)을 사용하여 골반을 세운다. 호흡은 날숨을 사용하여야 근육의 수축을 유도할 수 있고 호흡을 짧게 뱉어야 근육의 긴장을 유지할 수 있다. 이때 목이나 허리 뒤쪽으로 긴장이 생지지 않게 하여야 한다.

대개 목의 긴장이 빈번하게 발생하는데 머리를 좌우로 흔들면서, 마치 어린아이들이 도리도리 하듯이 움직여서 긴장감을 느끼고 이완한다. 골반이 세워지는 느낌이 생기면 양발을 조금씩 발끝 쪽으로 이동하되 허리가 매트에서 떨어지지 않을 정도만 이동한다.

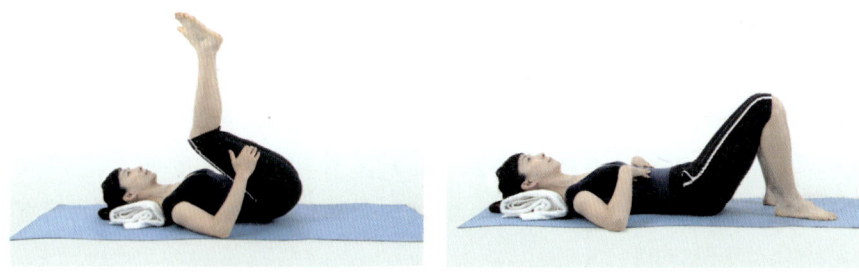

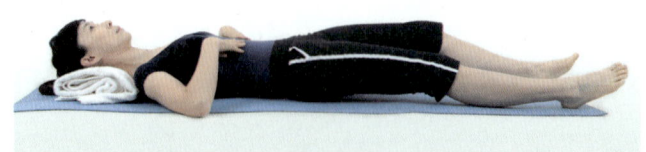

[그림 2-15]

이렇게 반복하면 하체가 긴장하지 않을 정도까지 발을 쭉 펼 수 있다. 물론 무릎이 바닥에 꼭 닿을 필요는 없다. 서기 자세에서도 훈련이 가능하기 때문에 '바르게 서기' 편에 골반을 세우는 요령이 나와 있다. 서서 골반 세우기가 힘들면 무리하게 진행하지 말고 누워서 연습하는 것이 효과적이다.

제3장
바르게 앉기

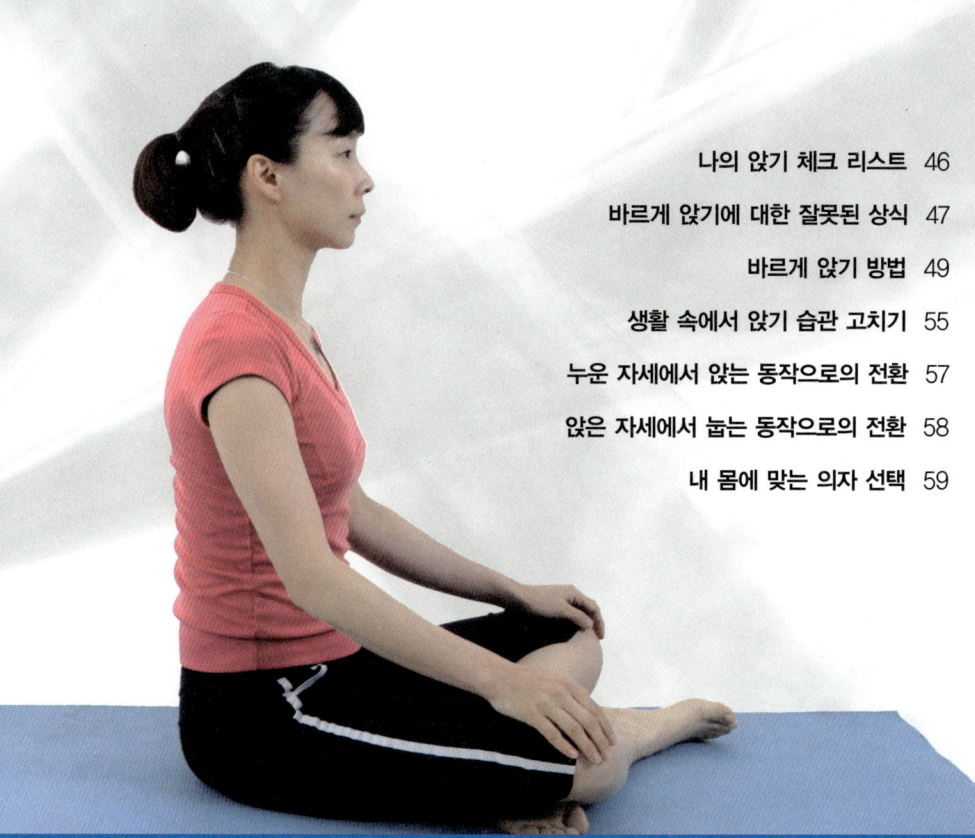

나의 앉기 체크 리스트 46
바르게 앉기에 대한 잘못된 상식 47
바르게 앉기 방법 49
생활 속에서 앉기 습관 고치기 55
누운 자세에서 앉는 동작으로의 전환 57
앉은 자세에서 눕는 동작으로의 전환 58
내 몸에 맞는 의자 선택 59

Balance · Awareness · Trust · Attitude · Efficiency

01 나의 앉기 체크 리스트

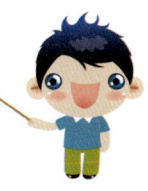

바르게 앉기에 대한 설명을 읽고 수시로 체크하시고, 일정 기간 후에 변화된 모습을 비교해 보세요. 평소 본인의 습관적으로 앉는 모습을 관찰자 시점에서 체크하시면 됩니다.

관찰 포인트	그렇다	아니다
등이 둥그렇게 굽었다.		
목이 앞으로 나온다.		
배가 앞으로 밀린다.		
배가 접힌다.		
어깨가 말려 있다.		
어깨를 뒤로 젖혀 가슴을 펴고 있다.		
등에 힘이 들어가 있다.		
목이 뻣뻣하다.		
엉덩이 한쪽이 들려 있다.		
다리와 발의 모양새가 가지런하지 않다.		

02 바르게 앉기에 대한 잘못된 상식

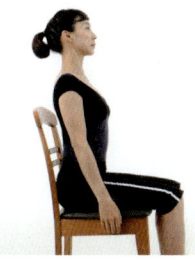 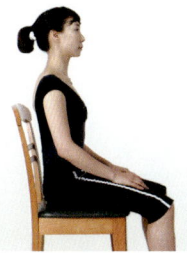

[그림 3-1]

위 사진 중 어떤 것이 바르게 앉은 것일까?

참고로 바른 자세의 정의에서 말한 것처럼 최소한의 긴장을 가진 상태가 '좋다', '바르다'라고 할 수 있다. 우리가 생각하고 있는 바르게 앉기의 모습은 힘이 잔뜩 들어가 있는 왼쪽 사진과 같은 자세이다. 그러나 그렇게 앉은 자세를 계속 유지한다는 것은 벌을 서는 것처럼 힘들다. 바르게 앉는다는 것은 오른쪽의 사진과 같은 자세이다.

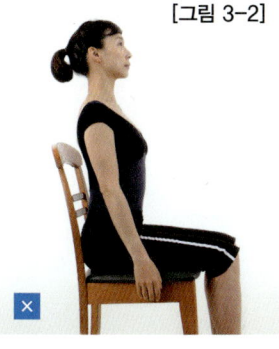

[그림 3-2]

바르지 않은 자세를 신체 부위별로 보자.
- 골반 : 앞으로 기울어져 엉덩이가 뒤로 빠져 있다.
- 허리 : 앞으로 밀려있다. 허리 뒤의 근육이 단단하다.
- 배 : 힘없이 나와 있다.
- 가슴 : 위로 들려 갈비뼈가 벌어진다.
- 무게 중심 : 골반이 앞으로 쏠려 상체가 뒤로 젖혀진다.
- 어깨 : 지나치게 뒤로 젖혀져 있다.
- 목 : 뻣뻣하게 굳어 있다.

바르게 앉는다고 하면 [그림 3-2]처럼 앉는 사람이 대부분이다. 눈에 가장 쉽게 띄는 것은 가슴이다. 바르게 앉으라고 등을 손바닥으로 쳐 주면 등을 펴는 동시에 가슴을 펴는 모습이 연상이 될 것이다. 이렇게 앉으면 가슴은 과도하게 펴지는 대신 등이 접히는 것은 생각하지 않는다. 등이 접힌다는 것은 근육이 수축하고 있다는 것이고 불필요한 수축이 지속되면 근육통을 일으킬 뿐이다. 그리고 골반이 앞으로 기울어져 있는 것을 만회하기 위해 다시 목을 뒤로 젖히거나 어깨를 뒤로 젖히게 된다.

대부분 바르게 앉는다고 하면 허리를 앞으로 미는 경우가 많다. 허리가 앞으로 밀리면 허리 근육에 긴장이 올뿐만 아니라 몸의 전체 축이 뒤로 젖혀진다. 몸의 중심이 되는 축을 지면과 수직이 되게 하여 저항을 가장 적게 받는 자세를 만드는 것이 바른 자세이다.

03 바르게 앉기 방법

앉기 방법은 다리를 제외하고 골반부터 설명한다. 일단 앉게 되면 지면에 닿는 딱딱하고 뾰족하게 느껴지는 뼈가 있을 것이다. 이 뼈는 좌골이라는 뼈인데 앉아서 좌골이 바닥이나 의자에 닿는 것을 느껴 본다. 엉덩이를 뒤로 구르면 이 뾰족한 느낌이 둔해지고 허리를 앞으로 밀어 엉덩이를 끝까지 바짝 세워도 느낌이 둔해진다. 좌골을 바닥에 엉덩이를 앞뒤로 굴러 뾰족한 느낌의 좌골의 느낌을 찾아 좌골이 뾰족한 상태로 앉는다. 엉덩이 좌골의 뾰족한 느낌을 찾지 못할 경우에는 다음 그림과 설명을 참고한다. 편하게 앉아서 골반을 바르게 정렬하는 것이 가장 중요하다.

1. 골반은 앞에서 설명한 중립 중력선에 따라 정렬한다. 골반을 손으로 잡고 앞 뒤로 굴려 본다. 가운데 사진처럼 골반뼈 앞에 검지 손가락을 세워 꽂아서 손가락이 바닥과 수직이 되도록 골반을 세운다.

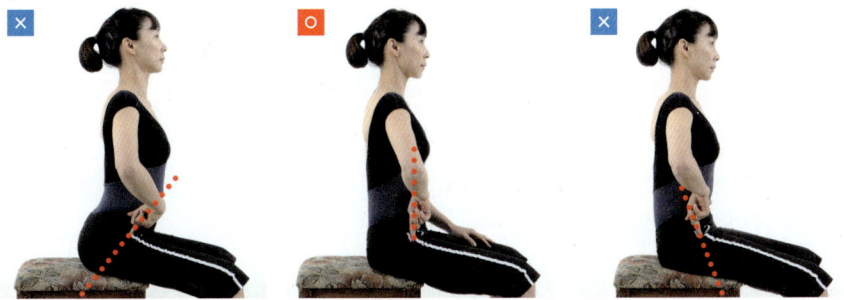

[그림 3-3] 골반이 앞으로 기울어진 모습(좌), 골반이 바닥과 수직(중), 골반이 뒤로 기울어진 모습(우)

이렇게 되면 엉덩이 위의 엉치뼈의 편평한 면이 바닥과 수직이 된 것을 알 수 있다. 잘 모르겠으면 책을 준비하여 앉은 상태에서 책을 세워 허리와 엉치뼈에 붙여 본다.

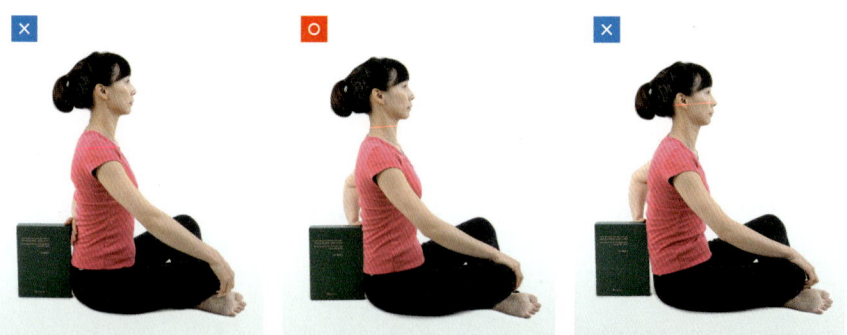

[그림 3-4] 골반이 앞으로 기울어진 모습(좌), 골반이 바닥과 수직(중), 골반이 뒤로 기울진 모습(우)

엉치뼈의 윗부분은 책에 닿고 꼬리뼈는 닿지 않아야 한다. 이렇게 하다 보면 자신도 모르게 하복부(아랫배)에 힘이 들어가는 것을 느낄 수 있을 것이다. 골반을 정렬하여 앉기 위한 골반 주변에 최소한의 긴장(하복부의 힘)만 두고 목, 어깨, 등, 허리의 긴장을 없애는 것이 중요하다.

2. 골반을 세워 정렬한 후에는 등-허리-엉치뼈까지 만곡 없이 일자로 만든다. 허리와 등의 근육은 긴장을 최소화하여 손으로 만졌을 때 말랑거려야 한다.

3. 호흡을 '후~' 하고 뱉어 가슴에 힘을 빼고 어깨와 목에 긴장을 푼다. 귀와 어깨가 충분히 멀어져 있어야 어깨의 긴장이 풀린 것이다.

4. 목을 길게 하여 척추를 전체적으로 늘린다는 느낌으로 꼿꼿하게 앉는다. 의도가 지나치게 되면 오히려 과긴장이 생길 수 있으므로 주의해야 한다.

5. 한숨을 쉬어 남은 긴장을 풀되 척추의 늘어난 길이가 줄어들지 않도록 한다.

이 자세를 유지하기 위해서는 한 번에 모양을 따라 하거나 만드는 것이 중요한 것이 아니라 자신의 몸을 인지하고 조절하면서 바른 방법에 따라 힘을 주어야 할 곳에는 집중하고 힘을 풀어야 할 곳은 이완해야 한다. 불필요한 긴장이 생기면 자세를 유지하기 어렵게 되고 유지하기 어렵다는 것은 바르게 앉지 못한다는 것이다. 만약 유지가 힘들다면 다시 처음부터 시작해 보기를 권한다.

Tip 1

등을 의자와 같은 등받이에 기대어 두고 척추를 길게 늘린 채로 앉았다가 몸의 중심을 앞으로 옮겨 엉치뼈가 바닥과 수직이 되어 골반을 세워 정렬하여 앉는다. 몸의 중심을 앞으로 이동할 때 등이나 허리를 밀어 움직이지 않고 몸통 앞의 근육을 사용하여 이동하는 느낌을 찾는다.

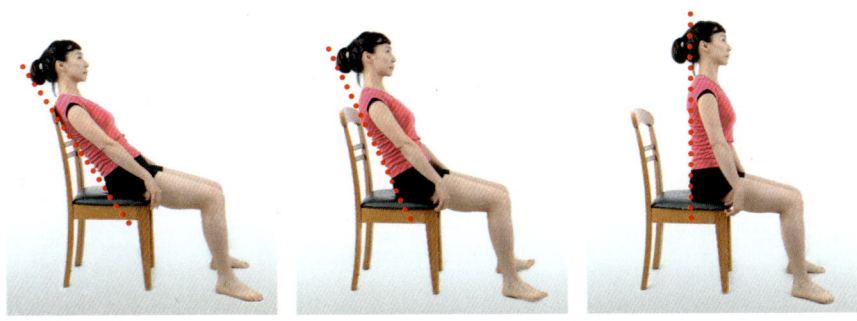

[그림 3-5]

Tip 2

벽에 기대어 앉기를 연습해서는 안 된다. 등판이 수직의 중심이 되므로 척추가 중심이 될 수 없어 근 긴장이 사라지지 않는다.

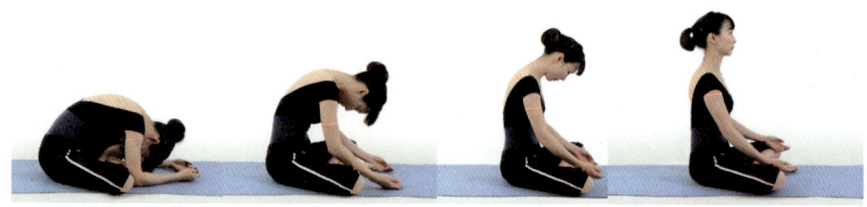

[그림 3-6]

Tip 3

앉아서 몸을 앞으로 숙여 힘을 빼고 있다가 천천히 아래 분절부터 차례대로 벽돌을 쌓는 느낌으로 척추를 세운다.

1. 바닥

가장 보편적인 양반다리를 하고 앉는 방법을 다시 한번 더 생각해 보자.

엉치뼈가 바닥과 수직이 되도록 한다. 정수리를 위로 살짝 뽑는 느낌으로 척추를 길게 늘려 준다. 척추를 늘려 주는 느낌은 몸의 앞면이 늘어나기보다 뒷면이 늘어나는 느낌으로 엉치에서 목 뒤까지의 느낌이 중요하다. 골반을 세우면 아랫배와 사타구니에 힘이 들어오며 허리는 편안하게 힘이 빠져야 한다. 허리에 힘이 들어가거나 가슴이 앞으로 밀려서는 안 된다. 어깨는 뒤로 젖혀서 가슴을 펴지 말고 옆으로 편하게 내린다.

이렇게 바르게 앉으면 의자에 앉아서도 목의 긴장이 풀리고 어깨가 이완되어 어깨가 내려간다. 어깨와 목, 허리에 힘을 빼고 단지 배꼽아래의 배와 사타구니의 긴장감만으로 유지한다.

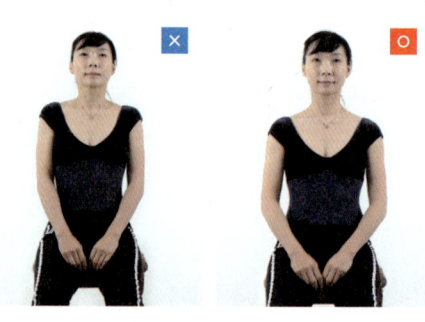

[그림 3-7]

몸을 조금씩 흔들어 긴장을 해소하는 것도 좋은 방법이다. 옆(그림 3-7) 그림을 보면 왼쪽은 앉아서 어깨가 올라간 모습이고 오른쪽은 어깨를 내려 이완된 모습이다.

2. 의자

의자에 바르게 앉아 오래 있기가 어렵다면 의자 깊숙한 곳에서 나오라!

의자 끝에 걸터앉아 골반을 세우면 쉽게 세울 수 있다. 골반을 세우고 뒷목을 길게 뽑아 척추를 길게 늘린다. 이때도 마찬가지로 가슴이 앞으로 밀리거나 허리가 잘록해지면서 앞으로 밀거나 뒤로 둥글게 휘면 안 된다. 이 자세를 유지하면 어깨와 목이 자유로워질 수 있으므로 컴퓨터를 보거나 책을 볼 때에도 오래 유지할 수 있으며 약간의 긴장이 올 때마다 조금씩 흔들어 긴장을 푼다. 척추를 세우면서 목을 길게 뽑았기 때문에 목을 앞으로 내밀 수도 없고 떨어뜨릴 수도 없다. 유지할 수 있는 것이 중요하다.

아래 그림은 의자에 앉아 책을 읽는 모습의 O, X 비교 사진이다.

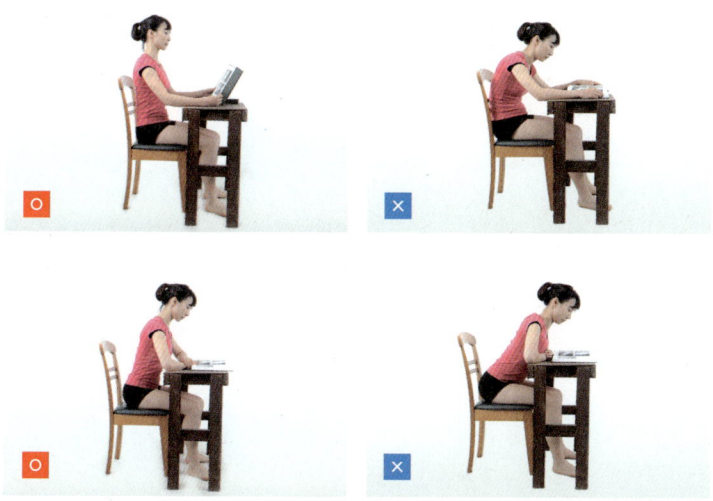

[그림 3-8]

바르게 앉기			
부위	방법	근육	촉진/관찰
발	양발은 대칭적으로 가지런하게 정렬한다.	사타구니 안쪽 근육 수축	사타구니 안쪽에 긴장감이 느껴진다.
골반	엉치뼈가 지면과 수직이 되게 한다.	하복근 수축	하복부가 편평해지고 단단해진다.
	앞에서 만져지는 골반(전상장골극)뼈가 수직이 되게 한다.	하복근 수축	검지 손가락을 수직으로 사타구니방향으로 내리꽂으면 지면과 수직이 된다.
허리	등부터 엉덩이까지의 굴곡을 없애고 편평하게 만든다.	허리 뒤 근육 이완 복부근육 약간 수축	등부터 허리까지 편평한지 손으로 쓸어 내려본다.
가슴	늑골을 모은다.	내외복사근 수축	손으로 늑골을 감싸 내려본다.
	가슴이 들리지 않도록 한다.	흉근 이완	가슴근육(흉근)을 손으로 눌러 보았을 때 말랑해야 한다.
어깨	어깨를 으쓱하고 올려 양옆으로 살포시 내린다.	목 옆(승모근)이 긴장하면 안 된다	가슴부터 어깨까지 손으로 편하게 쓸어 낸다.
목	양옆 목을 길게 늘리되 긴장이 가지 않게 한다.	목 근육의 긴장이 없어야 한다	목을 만져보았을 때 긴장 없이 말랑해야 한다.
척추전반	골반, 허리, 가슴, 목까지 길게 늘려야 만곡을 최대한 줄일 수 있다.		

[표 3-1] 바르게 앉기 방법

04 생활 속에서 앉기 습관 고치기

1. 사무실이나 학교

사무실은 의자 환경이고 컴퓨터나 책상 위에서의 서류 작업이 대부분이다. 다리를 꼬고 앉는 습관을 버리고 의자 끝에 걸터앉아 바르게 앉기를 실천해 보자. 어깨의 긴장과 목이 편해질 것이다.

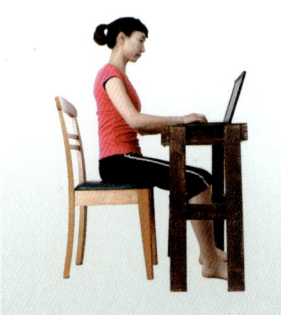

[그림 3-9]

2. 자동차

흔히 듣는 말로 의자의 등받이를 올려 누워 운전하지 않고 초보 운전자처럼 세워 앉는다. 핸들과의 거리를 두고 팔을 뻗어 핸들을 잡아 본다. 빠진 목이 뒤로 들어오게 되어 척추가 펴지게 된다. 처음엔 어색하겠지만 습관이 되면 편해질 것이다.

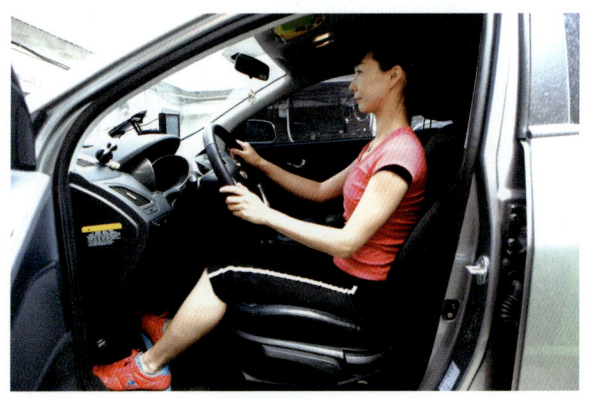

[그림 3-10]

3. 바닥에 앉아서 일할 때

어머니들이 채소를 다듬을 때나 화초를 가꿀 때에는 시간이 오래 걸리므로 서서 하기보다는 바닥에 앉아서 하는 경우가 많다. 상을 놓고 상 위에 놓고 하는 것도 좋은 방법이지만 대체로 그냥 바닥 환경에서 일하게 된다. [그림 3-11]의 위쪽 사진처럼 방석의 반을 접어 엉덩이 끝만 걸터앉는다. 골반이 세워지기 때문에 허리에 무리가 적어진다.

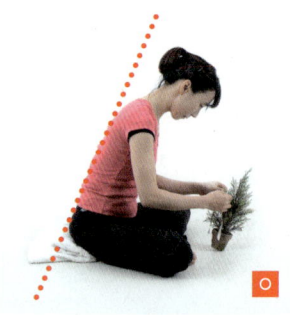

앉는 자세를 유지하는 것은 생각보다 쉽지 않다. 익숙하지 않은 동작을 반복 수행하여야만 좋은 결과가 생기는 것이다. 대개 좋은 습관을 갖기 위해서는 먼저 본인이 가지고 있는 나쁜 습관을 버리기부터 시작하여야 한다. 앉아서 하는 활동이 요구하는 상황에 집중하다 보면 어느새 나도 모르게 바르지 못한 자세를 취하게 되는 것을 느끼기 시작하고 그때마다 다시 바른 자세를 취하도록 노력하여야 한다. 이러한 과정을 반복하다 보면 자연스럽게 바른 자세를 유지할 수 있다.

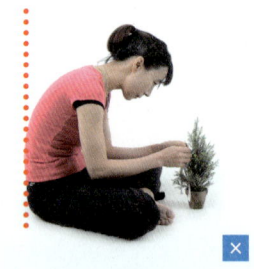

[그림 3-11]

좋은 자세를 유지하기 위한 가장 간단한 확인 방법은 '내가 골반과 척추를 세우고 있는가?'를 수시로 생각하고 확인하는 것이다. 사무실, 학교, 자동차 등 어떤 곳에서도 생각이 날 때마다 자신의 자세를 확인하고 수정하여야 한다. 올바른 방법으로 접근하면 뻐근한 통증이 생기지 않아야 한다. 만약에 뻐근한 통증이 허리 뒤쪽이나 목 뒤에 느껴진다면 올바른 방법으로 접근한 것이 아니다. 만약에 올바른 방법으로 접근하지 않았다 싶으면 바르게 앉기를 잠시 중단하고 좀 더 편안한 상태에서 시간을 내어 바태 인지 단계부터 서서히 접근하여야 한다. 나쁜 습관을 고치기 위하여 훈련하다가 더 나쁜 습관이 생기면 손해가 두 배가 되기 때문이다.

05 누운 자세에서 앉는 동작으로의 전환

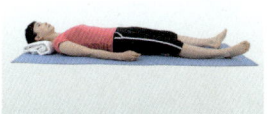

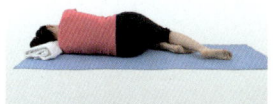

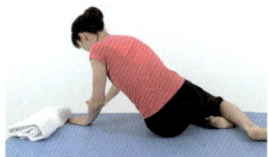

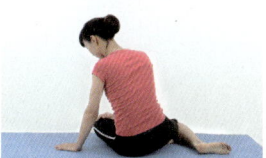

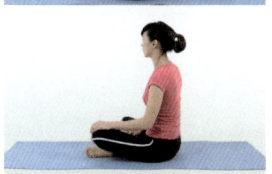

[그림 3-12]
누운 자세에서 앉는 자세로의
전환 동작

힘을 빼고 누운 자세에서 앉는 자세로의 전환은 간과해서는 안되는 과정이다. 요통 환자를 치료하다 보면 몸에 통증이나 부하를 주지 않기 위해 환자들이 본능적으로 움직이는 모양새를 자주 접하게 된다. 물론 대부분의 사람들은 그 방법을 몰라서 어쩔 줄 모르거나 일일이 앉는 방법과 서는 방법을 지도 받는 일이 다반사이다.

어떤 특정한 자세에서 다른 자세로 바꾸는 방법에 있어서 가장 중요한 포인트는 움직이는 순서이다. 사람은 지구 중력에 저항하여 활동하고 자신의 체중에 대한 부하가 항상 걸려 있는 상태이기 때문에 그 움직이는 순서가 바뀌게 되면 특정한 관절에 과부하 현상이 일어나기 때문이다.

기본적인 동작의 원칙은 지표면에 가장 가까운 관절부터 사용하여 몸의 체중 부하를 자연스럽게 위쪽으로 이동시키는 것이다. 누운 상태는 몸 전체가 지표면에 닿아 있는 상태이고, 궁극적으로 골반에 체중을 싣는 상태로 전환하기 때문에 팔을 사용하여 상체에 걸리는 부하를 줄이고 골반에서부터 체중이 실리는 양태로 자연스럽게 동작을 만드는 것이 유리하다. 골반을 팔의 도움으로 세우고 허리부터 단계적으로 세워서 맨 나중에 목을 세우는 동작으로 자연스럽게 연결하면 된다.

06 앉은 자세에서 눕는 동작으로의 전환

앉은 자세에서 눕는 자세로의 전환은 체중이 많이 실린 골반부터 힘을 빼면서 움직이면 된다. 대개 골반에서 가장 먼 머리부터 움직이는 습관을 가진 사람들이 많이 관찰되는데 바른 방법이 아니다.

골반에서부터 움직임이 시작되면 몸을 지탱하는 부하가 점차 목 쪽으로 진행되는데 이때 손을 사용하여 허리에 걸리는 부하를 줄여주면서 자연스럽게 움직임이 일어나게 한다.

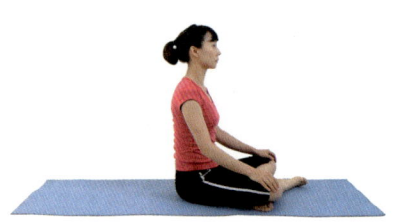

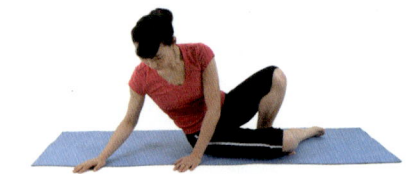

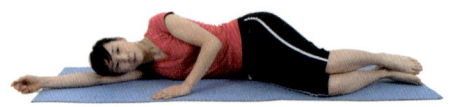

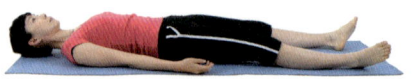

[그림 3-13]
앉는 자세에서 눕는 자세로의 전환 동작

07 내 몸에 맞는 의자 선택

　현대인들이 가장 많은 시간을 보내는 곳은 어디일까? 그것은 바로 의자 위이다. 그렇게 의자에서 많은 시간을 보내는 현대인 10명 중 8명은 허리 디스크와 같은 요통을 경험한다고 한다. 많은 시간을 의자에 앉아 있는 아이들도 마찬가지다.
　학생이나 직장인의 경우, 하루 중 대부분의 시간을 의자 위에서 보낸다고 해도 과언이 아니다. 그래서 바르게 앉는다는 것은 현대인들이 건강을 유지하는 데에 매우 중요한 사항이라고 할 수 있다. '바르게 앉는다'는 것은 오랜 시간 앉은 자세에서 책을 읽거나 글을 써도 쉽게 피곤해지지 않고 통증이 없어 건강을 유지할 수 있는 것을 의미한다. 이렇게 바르게 앉는 것의 기본은 바로 상체(척추)를 똑바로 세우는 것에서부터 시작된다. 좌식 생활에서의 바른 자세는 의자에 의해 유지된다. 자세를 바르게 교정해 주는 건강한 의자의 조건을 알아보자.

　인체공학적으로 앉은 자세를 분석해 볼 때, 고관절(허벅지와 골반 사이의 관절)의 높이가 무릎보다 약간 높거나 같아야 허리를 펴고 바르게 앉을 수 있다. 척추는 곧게 세워진 상태를 유지하고, 양팔을 팔꿈치보다 조금 높은 팔걸이 위에 올려놓으면 허리와 골반이 받는 체중을 감소시킬 수 있다. 다리는 될수록 꼬거나 벌리지 않고 앉아야 하며, 좌우로 치우치지 않도록 주의하여야 한다. 이러한 자세를 유지하기 위해서는 먼저 자신의 체형에 잘 맞는 의자를 고르는 것이 중요하다. 특히 성장기의 아동은 하체의 성장이 활발하기 때문에 수시로 의자 높이를 점검해 주어야 한다. 하지만 꼭 명심해야 할 것은 아무리 좋은 의자라도 너무 오랜 시간 앉아 있으면 바른 자세를 유지할 수 없다는 것이다. 의자에서 생활하는 중간중간 잠깐이라도 가볍게 걷거나 휴식을 취하는 것이 바람직하고, 허벅지와 종아리 근육을 충분히 스트레칭하는 것이 건강을 지키는 데 가장 중요한 일이다. 바른 자세를 위한 의자를 고를 때는 다음과 같은 사항을 고려해야 한다.

1. 의자의 높이가 본인의 무릎 높이와 맞는가?

자신에게 맞는 앉은 자세에서 발바닥이 땅에 닿을 수 있는 높이여야 한다. 또한 의자의 앉는 끝부분이 자신의 종아리와 같은 높이여야 한다. 즉, 바르게 앉았을 때 종아리와 바닥이 수직을 이루어야 한다는 것이다. 그리고 허리를 펴고 바르게 앉았을 때 허벅지와 상체가 이루는 각도가 직각이거나 직각보다 10도 정도 약간 큰 각도가 좋다.

2. 등받이가 자신의 척추 만곡을 유지할 수 있도록 설계되었는가?

허리는 옆에서 보았을 때 약간 앞으로 들어간 곡선(만곡)이 형성된다. 인체 공학적으로 허리의 만곡을 유지하여 편안히 허리를 받쳐주는 의자가 좋다. 등받이의 가장 아래쪽은 약간 들어가고 그 바로 위는 약간 튀어나온 곡선이 있는 것이 좋은 것이다. 그리고 바른 자세로 앉았을 때 의자와 허리 사이에 손이 들어가지 않을 정도로 빈틈이 없어야 한다. 문제는 사람마다 다른 만곡을 만족시킬 수 있는 의자가 있느냐는 것이다. 그리고 대개 업무를 보거나 공부를 할 때는 등받이가 크게 역할을 하지 못하게 된다. 결과적으로 등받이는 잠시 기대어 편안하게 쉬기에 적당하면 된다.

3. 바르게 앉았을 때, 앉은 좌석 부분이 남이 않는가?

의자의 바닥 면이 너무 짧으면 몸을 지탱하는 무게 중심이 하체에 골고루 분산되지 않고 엉덩이와 배 쪽에만 쏠리고, 바닥 면의 길이가 허벅지 길이보다 길면 등받이가 제구실을 못한다. 가장 알맞은 길이는 의자에 앉았을 때 무릎 뒤쪽이 의자 끝에 살짝 닿는 정도, 또한 바닥 면의 끝부분이 둥글어야 다리 혈액순환에 장애를 주지 않는다.

4. 팔걸이가 있는 경우, 팔걸이의 높이는 적당한가?

사실 많은 사람들은 팔걸이를 그렇게 중요하게 생각하지 않는다. 하지만 팔걸이는 척추의 부담을 10% 정도 줄여주기 때문에 의자에서 매우 중요하다. 팔걸이 높이는 허리를 세우고 앉았을 때, 팔꿈치 높이보다 약간 높아서 걸칠 수 있는 것이 유리하다.

5. 책상 높이는 얼마 정도가 적당할까?

 의자의 높이가 올라가면 책상의 높이도 이에 맞춰야 한다. 높이를 조절할 수 있는 책상을 사거나, 처음부터 성인용 책상을 산 후 아이가 성장함에 따라 의자 높이를 조절해 주는 것이 바람직하다. 책상 상판이 의자에 앉아 팔을 자연스럽게 내렸을 때 자신의 팔꿈치나 팔꿈치보다 약간 위로 올라오는 높이가 적당하다. 하지만 책을 주로 보는 사람이라면 이것보다 조금 더 높은 책상을 사용해 책과 눈의 간격이 30~40센티미터 이상 벌어지지 않도록 해 주어야 한다.

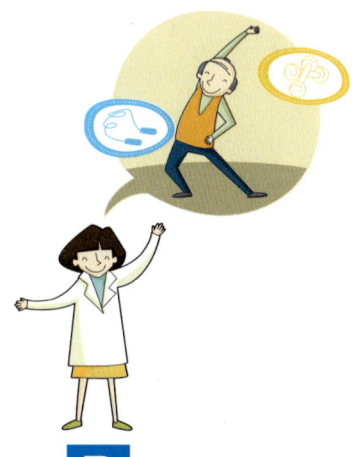

B alance : 균형

A wareness : 인지, 의식, 자각, 알아채고 있음

T rust : 신뢰, 믿음, 강한 기대, 확신

A ttitude : 태도, 마음가짐, 자세, 몸가짐

E fficiency : 능률, 효율, 유효성

제4장
바르게 서기

나의 서기 체크 리스트 64
바르게 서기에 대한 잘못된 상식 65
바르게 서기 방법 66
생활 속에서 서기 습관 고치기 69
앉은 자세에서 서기 동작으로의 전환 70
서기 자세에서 앉은 자세로의 전환 73
내 발에 맞는 신발 고르기 74

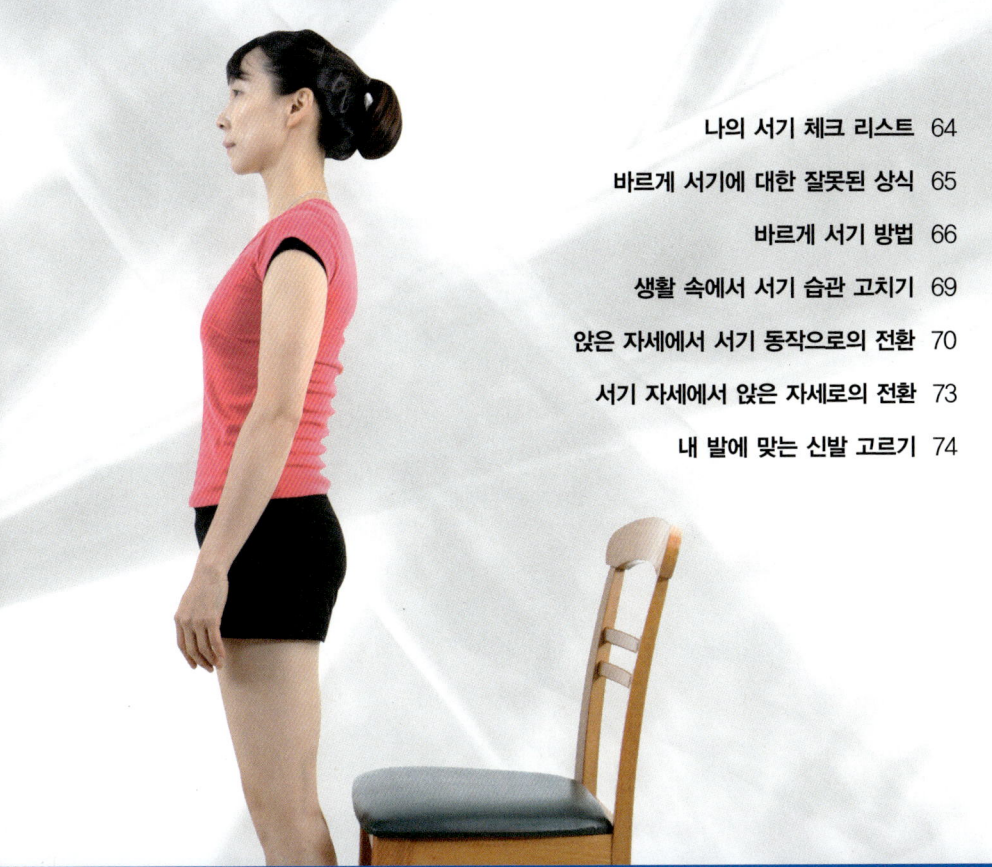

Balance · Awareness · Trust · Attitude · Efficiency

01 나의 서기 체크 리스트

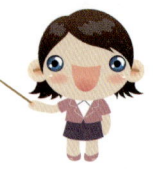

바르게 서기에 대한 설명을 읽고 수시로 체크하시고, 일정 기간 후에 변화된 모습을 비교해 보세요. 평소 본인의 습관적으로 서는 모습을 기준으로 체크하시면 됩니다.

관찰 포인트	그렇다	아니다
등이 둥그렇게 굽었다.		
목이 앞으로 나온다.		
배가 앞으로 밀린다.		
어깨가 말려 있다.		
어깨를 뒤로 젖혀 가슴을 펴고 있다.		
등에 힘을 주고 있다.		
목이 뻣뻣하다.		
무릎이 완전히 펴 있지 않다.		
무릎이 안쪽 혹은 바깥쪽으로 돌아 있다.		
엉덩이에 힘을 주고 있다.		
허벅지가 단단하다.		
발가락이 펴지지 않고 오므려져 있다.		
양발이 벌려져 있거나 대칭적으로 놓여 있지 않다.		

02 바르게 서기에 대한 잘못된 상식

바르게 선다고 하면 일반적으로 한쪽 다리로 지지하지 않고 양다리에 균등하게 무게를 싣고 선다는 것, 등을 바로 펴고 어깨를 편다는 것, 시선을 멀리하여 15도 위를 보는 것 정도의 정보를 알고 있을 것이다.

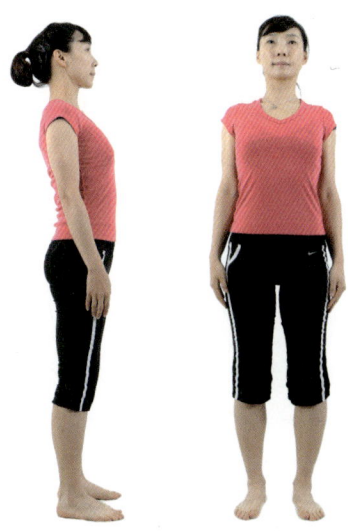

[그림 4-1] 잘못된 서기 자세

[그림 4-1]을 신체 부위별로 보자.

- 다 리 : 양다리의 균등한 지지는 좋으나 과하게 다리를 펴려고 무릎을 뒤로 밀거나 허벅지가 단단하게 힘이 들어가면 안 된다.
- 엉덩이 : 항문에 힘을 주어 엉덩이를 모으고 있다면 No!
- 골 반 : 골반이 앞으로 내려와 있다(중력선을 참고).
- 허 리 : 허리가 앞으로 밀려 있다.
- 가 슴 : 가슴이 들려 있다.
- 늑 골 : 늑골이 벌어져 있다.

바르게 선다는 것이 군인처럼 딱딱하고 고무적인 자세와 차이를 느끼지 못한다면 바르다는 것에 대한 이해가 부족한 것이다. 결국은 앉거나 서거나 불필요한 근육의 과도한 사용으로 인해 몸을 피로하게 만들어 자신을 괴롭히고 있다는 것이다.

03 바르게 서기 방법

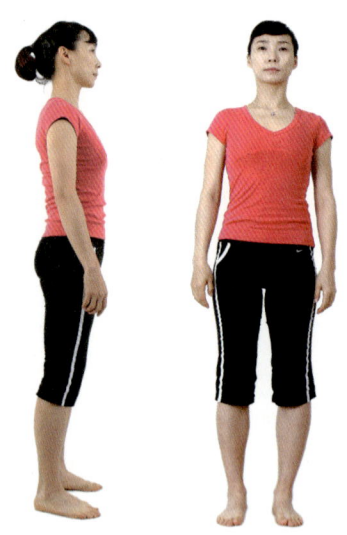

[그림 4-2] 바르게 선 자세

바르게 선다는 것은 바르게 앉기의 연장으로 다리의 역할이 추가된다. 다리의 큰 근육은 골반에 연결되어 있는 것이 많은데 이 다리근육이 유연하지 않다면 서기는 앉기보다 어렵게 느껴질 수 있다.

바르게 서기 위해서는 골반을 바르게 세우고 두 다리를 펴고 설 수 있느냐가 중요하다. 양발에 무게의 차이가 없는 상태에서 다리와 엉덩이에 최대한 긴장을 적게 하고 골반을 세운다. 척추는 길게 뽑듯이 하되 가슴이 앞으로 밀리거나 갈비뼈가 벌어지면 안 된다. 목과 어깨가 편안하게 내려뜨려질 정도로 긴장이 적어야 한다.

바르게 서는 연습으로는 벽에 기대어 무릎에 힘을 빼고 골반을 세우고 선 후, 서서히 무릎을 펴서 서는 것이 좋다. [그림 4-3]의 왼쪽 사진과 같이 허리가 벽에 닿아 있어야 하며 무릎을 다 폈을 때에도 유지되도록 노력한다. 오른쪽 사진처럼 허리 뒤에 긴장이 오거나 엉덩이와 다리에 너무 큰 힘이 들어가면 안 된다.

1. 발

두 발은 11자로 하고 발과 발 사이를 15센티미터 정도 벌린다. 한쪽 허벅지의 가운데에 가상의 점을 찍고 그 점이 지면과 수직이 되는 선에 발의 중심이 놓이도록 한다.

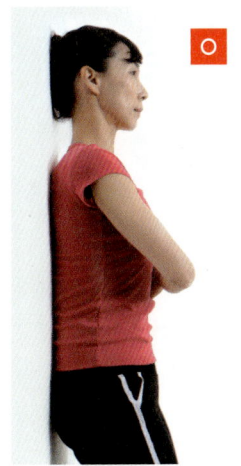 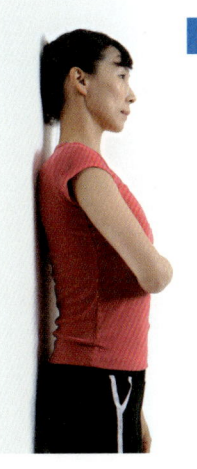

[그림 4-3]
허리가 벽에 붙어있는 모습(좌),
허리가 벽에서 떨어진 모습(우)

2. 골반

골반을 세워서 꼬리뼈는 아래로 향하게 하여 사타구니(서혜부)가 접히지 않게 한다. 골반을 세우면 발가락 쪽에서 뒤꿈치 쪽으로 무게 중심이 살짝 이동하는 것을 느끼게 되며 동시에 아랫배에 힘이 들어가게 된다.

3. 척추

척추는 길게 늘리되 허리가 앞으로 밀려서도 안 되고 가슴이 위로 들려서도 안 된다. 등부터 뒷목이 길어지는 느낌으로 키를 잴 때처럼 한다.

4. 어깨와 목

어깨와 귀가 멀어지도록 어깨의 긴장을 풀고 팔이 자연스럽게 아래로 떨어지는 느낌이 들도록 한다. 목은 목의 양 옆을 길게 뽑는 듯한 느낌으로 한다. 코가 살짝 들리는 느낌이 들게 되므로 시선이 정면보다 높아진다.

바르게 서기			
부위	방법	근육	촉진/관찰
발	11자로 놓는다.	발가락 근육 이완	발가락을 구부렸다가 펴도록 지시한다.
무릎	무릎과 발등의 방향이 같고 무릎을 편다.	종아리 근육 이완	종아리 근육 긴장이 없어야 한다.
골반	엉치뼈가 지면과 수직	하복근 수축	하복부가 편평해진다.
허리	앞에서 만져지는 골반(전상장골극)뼈가 수직(중력선 참고)	하복근 수축	하복부가 편평해진다.
	등부터 엉덩이까지의 굴곡을 없애고 편평하게 만든다.	허리 뒤 근육 이완 복부근육 수축	등부터 허리까지 편평한지 손으로 쓸어 내려 본다.
가슴	늑골을 모은다.	내외복사근 수축	손으로 늑골을 감싸 내려 본다.
어깨	가슴이 들리지 않도록 한다.	흉근 이완	가슴근육(흉근)을 손으로 눌러 보았을 때 말랑해야 한다.
	어깨를 으쓱하고 올려 양옆으로 살포시 내린다.	목 옆(승모근)이 긴장하면 안 된다	가슴부터 어깨까지 손으로 편하게 쓸어 낸다.
목	양옆 목을 길게 늘리되 긴장이 가지 않게 한다.	목 근육의 긴장이 없어야 한다	목을 만져보았을 때 긴장 없이 말랑해야 한다.
척추전반	골반 허리 가슴 목까지 길게 늘려야 만곡을 최대한 줄일 수 있다.		

[표 4-1] 바르게 서기 방법

04 생활 속에서 서기 습관 고치기

1. 줄을 서거나 누구를 기다릴 때
줄 서는 시간을 지루해 하지 말고 나의 서기에 대한 점검 시간으로 만들어 보자. 줄 서기 시간이 빠르게 지날 것이다. 방법에 따라 발부터 점검하고 습관적으로 바르게 서기를 한다.

2. 엘리베이터 안에서
뒷사람이 나의 뒷모습을 볼 수도 있고 여러 사람의 시선이 둘 곳을 몰라 어쩔 줄 모르는 시간! 이 시간을 활용해 자신감 있어 보이고 자세도 바른 사람으로 보일 좋은 기회이다.

3. 지하철에서
출퇴근 시간을 이용하여 바태 8자 운동(제6장 도움을 주는 운동 참조)을 한다. 지하철은 뱃살도 빠지고 서기 자세를 훈련할 수 있는 좋은 장소이다.

05 앉은 자세에서 서기 동작으로의 전환

1. 의자에 앉은 자세에서 서기

앉은 자세가 잘 유지된 상태라면 발의 위치를 확인하여 최대한 몸의 중심 쪽으로 이동시킨다. 발이 체중을 실을 준비가 되었으면 몸 전체를 앞으로 숙이되 척추를 구부리지 않고 최대한 편 상태에서 고관절에서만 접히는 형태로 체중을 이동시키면서 일어난다.

만약 소파에 등을 기댄 상태라면 일단 몸을 소파 가장자리에 걸터앉고 난 이후에 바른 자세로 몸을 만들고 단계적으로 서서히 일어서면 된다. 의자에 따라 발의 위치를 몸의 중심 쪽으로 이동하기 힘든 상황이라면 의자의 끝까지 몸통을 이동시켜 걸터앉고 몸통을 조금 더 많이 접어 체중 이동량을 늘린 상태에서 일어서면 된다.

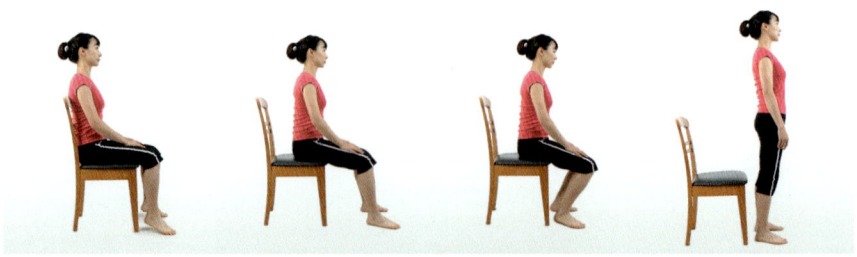

[그림 4-4] 의자에서 일어서기 동작

척추를 편 상태로 일어서지 못하고 머리가 앞으로 빠지면서 일어나는 경우에 허리 쪽이나 목에 부하가 편중되고 불필요하게 척추를 다시 세우는 동작을 해야 하므로 효율적이지 못하고 허리 관절에 과부하를 걸어 손상을 유발한다.

2. 물건을 들고 일어서기

 물건을 드는 동작은 앉은 상태에서 서는 상태로의 전환 동작과 유사하다. 많은 수의 요통 환자가 가벼운 화분이나 신문지 등을 들다가 허리를 다쳤다고 호소하며 병원을 찾는데 실제로 화분보다 더 무거운 본인의 체중을 간과한 것이다. 그리고 이러한 현상은 평상시 본인이 바르게 몸을 쓰는 습관을 가지고 있지 못해서인데, 지표면에서 가장 먼 머리부터 들고 움직이기 때문이다. 머리의 무게가 대략 4~7킬로그램이라고 한다. 볼링 공 정도의 무게를 목 위에 얹어 놓고 일상생활을 하는 것이다. 볼링 공의 무게를 연상하면서 머리를 움직여 보면 자세의 중요성을 몸으로 느낄 수 있을 것이다.

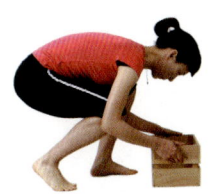
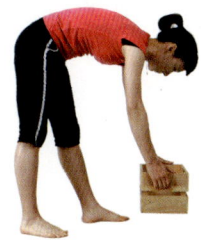

[그림 4-5] 바른 자세(좌), 바르지 못한 자세(우)

3. 방바닥에 앉았다가 일어서기

 방바닥에 앉았다가 일어서는 경우에도 발이 먼저 충분히 체중을 받칠 수 있는 위치에 갖다 놓는 동작이 중요하다. 이때 팔의 도움을 받아 발의 위치를 확보하는 것이 유리하다. 대개 오른팔을 사용할 경우에는 왼발로, 왼팔을 사용할 경우에는 오른발로 체중을 실었다가 다른 쪽 발을 모으면 대개 쪼그려 앉은 자세가 된다. 양발에 체중이 모두 실리면 무릎을 펴면서 상체를 세우되, 항상 동작은 아래쪽에서부터 위쪽으로 이동하면서 해야 한다. 머리는 맨 마지막에 움직여야 한다.

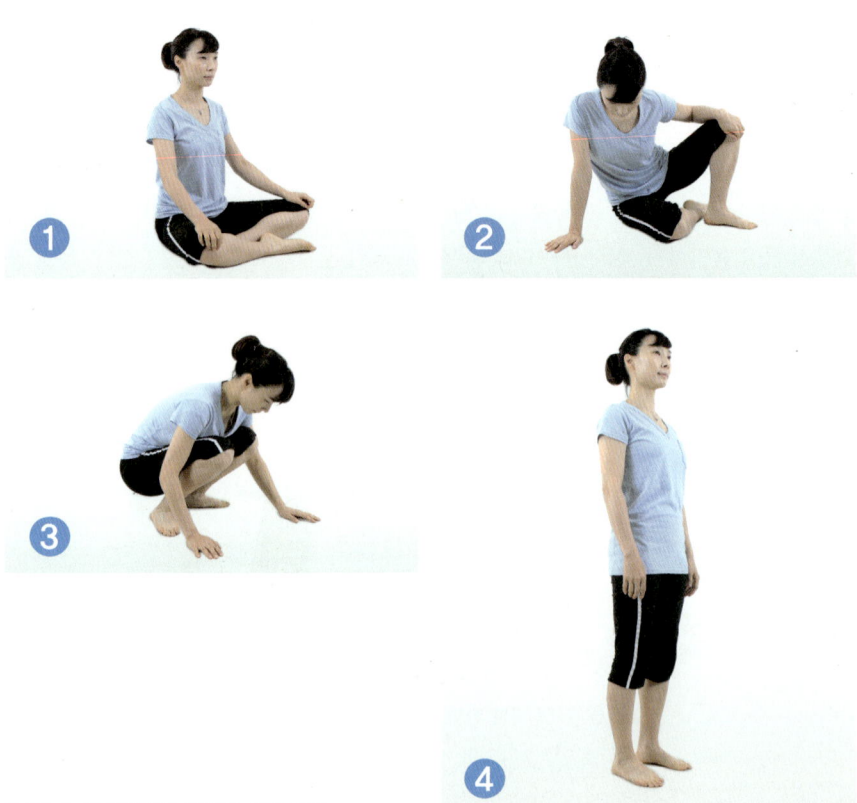

[그림 4-6] 방바닥에 앉았다 서기 동작

06 서기 자세에서 앉은 자세로의 전환

1. 의자에 앉을 때

앉기에서 서기 자세로의 전환과는 반대로 몸의 체중을 뒤로 이동해야 한다. 발목과 무릎을 가볍게 구부리면서 고관절을 접고 체중을 뒤로 이동한다. 골반이 의자에 닿기 전까지는 다리가 몸의 체중을 모두 받치고 있어야 한다. 골반이 의자에 닿기 시작하면 몸의 체중이 골반으로 이동할 수 있도록 척추를 세운다.

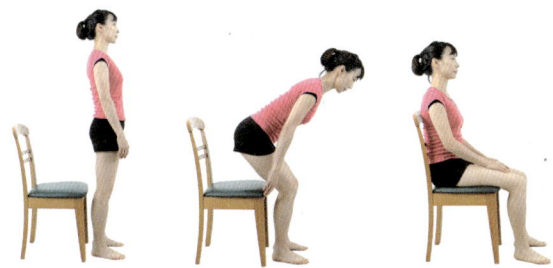

[그림 4-7] 의자에 앉기 동작

2. 방바닥에 앉을 때

선 상태에서 방바닥에 앉을 때는 쪼그려 앉는 자세가 될 때까지 발목과 무릎이 충분히 접혀야 한다. 발에 걸려 있던 체중을 골반으로 이동할 때에는 손으로 방바닥을 가볍게 짚으면서 골반으로 이동하는 것이 유리하다. 골반으로 체중이 충분히 이동하면 다리를 접어 정렬하면서 상체를 세운다.

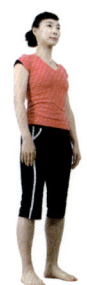 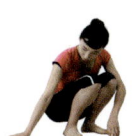 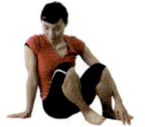 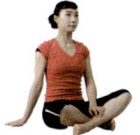

[그림 4-8] 방바닥에 앉기 동작

07 내 발에 맞는 신발 고르기

발은 52개의 뼈와 60개의 관절, 200여 개의 인대, 38개의 근육을 비롯하여 수많은 혈관과 신경으로 구성되어 있는 몸의 정교한 기관이다. 보통 발을 옆에서 보면 발바닥의 뒷부분인 골과 발가락 뿌리에 해당하는 종족부 사이에는 자연스런 형태의 아치(arch, 족궁)가 있다. 이 아치는 뛰거나 걸을 때 쿠션 역할을 하면서 발에 가해지는 충격을 흡수한다. 일반적으로 우리가 건강한 생활을 위해서 하루에 약 1만 보 이상을 걷는 것이 적당하다고 하는데, 만약 체중이 50킬로그램 정도 나가는 사람의 경우에는 발은 하루에 500톤의 충격을 매일 받게 되는 것이다. 그래서 좋은 신발은 본인에게 절대적으로 편해야 하며, 발의 아치를 적당하게 잘 받쳐 주어 발의 부담을 줄여주어야 한다. 서고 걷는 동작에 있어서 발의 특정 부위가 불편하면, 몸은 자신도 모르게 몸을 보상시켜 안 좋은 형태의 습관을 통하여 바르지 않은 자세가 된다.

발을 불편하게 만드는 대표적인 신발인 하이힐은 여성의 요통을 일으키는데 상당한 몫을 한다고 밝혀졌다. 미국족부정형의학회(American Orthopaedic Foot and Ankle Society)는, 여성의 경우 5센티미터 이상의 굽이 있는 신발을 신지 말아야 하며, 만약에 신더라도 하루에 2~3시간 이상 신지 말아야 한다고 경고하고 있다. 또한, 1997년 미국족부정형의학회의 설문 조사에 따르면, 대부분의 미국 여성은 3센티미터 이상의 굽이 있는 신발을 신지 않고 일상생활을 하고 있으며, 3퍼센트 미만의 여성들만이 5센티미터 이상의 굽이 있는 신발을 신고 일상생활을 하고 있다고 한다. 20퍼센트의 여성은 운동화를 신고 직장에서 근무하는 것으로 밝혀졌고, 패션 잡지에서 보이는 높은 굽을 실제로 신고 일상생활을 하는 사람은 실제로 일상에서는 찾아보기가 힘들다고 발표하였다. 이 자료는 이미 10년 전에 미국인을 대상으로 조사된 내용이므로, 지금은 훨씬 더 많은 미국여성들이 운동화를 신고 직장에서 근무한다고 볼 수 있다.

현재 우리나라의 직장 여성의 몇 퍼센트가 운동화를 신고 직장 생활을 자유롭게 할 수 있을까? 특히 외모와 형식을 중요시하는 우리나라 사람들은 건강을 추구하는 웰빙 시대에 살고 있나 한번쯤 반성해 볼 필요가 있다.

다음은 본인의 건강을 위한 신발을 고를 때 꼭 기억해야 할 상식이다.

1. 신발은 제일 긴 발가락보다 1센티미터 정도의 여유가 있어야 한다. 신발을 신고 발가락을 꼼지락거릴 수 있는 공간이 필요하다. 신발을 고를 때는 저녁 시간이나 발이 부었을 때가 바람직하고, 반드시 신고 걸어 보아서 족궁을 비롯한 발 전체가 편안한 느낌을 주는 신발을 고르는 것이 좋다.
2. 1년에 한 번 정도는 발의 크기를 재는 것이 바람직하다. 발의 크기는 좌우가 다를 수 있고 나이가 들면서 변할 수 있기 때문이다. 성장이 급격하게 일어나는 청소년기에는 수시로 발의 크기를 재야 한다.
3. 신발을 신고 까치발로 섰을 때, 발가락이 접히는 부분과 신발이 접히는 부분이 일치하는 것을 확인하여야 한다. 이때 발의 아치를 받쳐주는 신발의 중간 부위가 구부러지지 않아야 발의 지지 기능이 좋은 신발이다.
4. 처음에 조금 불편하더라도 자주 신으면 편해질 것이라고 기대하지 말고, 발을 신발에 맞출 수는 없기 때문에 처음 신는 순간부터 편한 신발을 골라야 한다.
5. 신발의 볼이 자신의 발과 맞는지 확인해야 한다. 대개 우리나라 사람들은 서양인에 비하여 발의 볼이 넓은 편이라, 수입산 구두나 신발보다는 우리나라 사람들의 발 모양을 고려한 국산이 더 유리할 수 있다.
6. 특정한 운동을 위한 운동화를 고를 경우에는, 운동의 성향에 맞는 신발을 골라야 한다. 여유가 있다면 본인이 즐기는 운동에 따라 운동화를 종류별로 구비하는 것이 가장 좋다.
7. 높은 굽의 하이힐을 꼭 신어야 하는 경우에는 신발을 신기 전과 후에 본인의 자세가

바뀌는지를 관찰할 필요가 있다. 하이힐을 신고 자신의 모습을 관찰했을 때, 아래 배가 앞으로 밀리는 체형으로 바뀐다면 허리나 무릎관절 등에 과부하가 생겨 통증이나 디스크와 같은 손상이 생길 가능성이 높다.
8. 신발의 견고성, 안정성, 통풍성을 따져보고, 가능하면 친환경적인 소재로 만들어졌는지를 확인해 볼 필요가 있다.
9. 요즈음에는 패션을 고려한 기능성 신발이 많이 보인다. 자신의 취향을 고려한 패션 감각도 자신에게 맞는 신발을 고르는데 있어서 중요한 요소이다.

신발 밑창이 어떻게 닳았는지를 보면 자신의 체형이나 보행이 정상인지, 아닌지를 알 수 있다. 일반적으로 많은 사람들이 팔(八)자 보행을 하는 성향이 있으므로 발 뒤축의 정 가운데에서 약간 바깥쪽으로 더 빨리 닳게 하면서 전체적으로 밑창이 닳는 패턴을 보인다. 만약에 뒤축의 바깥쪽이나 안쪽 또는 신발의 앞부분이 먼저 심하게 닳으면 자신의 보행 습관이나 자세에 문제가 있는지 전문의와 상담해 볼 필요가 있다. 최근에는 자세나 체형을 교정하기 위한 기능성 신발들이 많이 나오고 있지만 이러한 기능성 신발들을 사용하기 전에 반드시 전문가와 상담을 먼저 받는 것이 좋다. 자신의 건강에 도움을 줄 수 있는지에 관하여 면밀히 검토한 후에 착용하는 것이 안전하기 때문이다.

불편한 신발을 선택하여 발이 불편한 상태라면 바르게 서기와 걷기를 시작할 수 없기 때문에 편한 신발의 선택은 신중해야 한다. 주변 환경이 허락한다면 맨발로 부드러운 흙을 밟고 서고 걷기 운동을 한다면 발이 가장 편한 상태가 되므로 그 효과가 훨씬 크다.

제5장
바르게 걷기

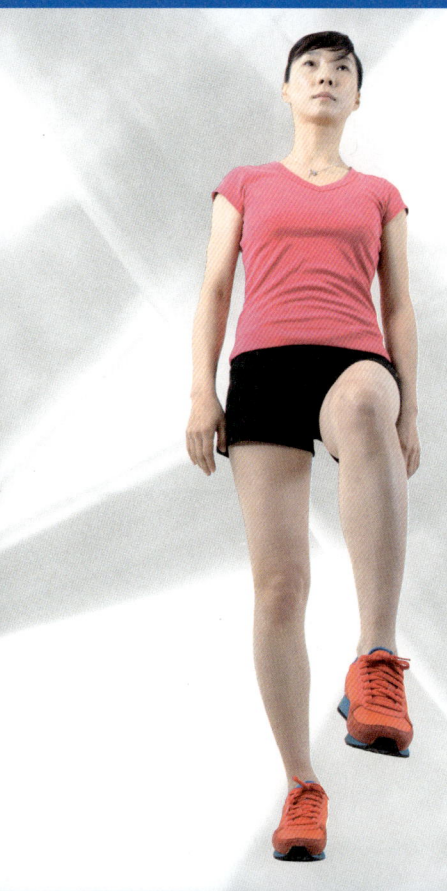

걷기 동작에 필요한 관절의 이해 78

나의 걷기 체크 리스트 81

바르게 걷기의 잘못된 상식 82

바르게 걷기 방법 83

빠르게 걷기와 느리게 걷기 90

Balance · Awareness · Trust · Attitude · Efficiency

01 걷기 동작에 필요한 관절의 이해

걷기 동작과 가장 밀접한 관절은 발목, 무릎, 고관절, 천장 관절, 척추 관절, 어깨 관절이다. 신체 부위별로 자세히 알아보자.

1. 무릎

각 관절은 관절 고유의 기능이 있는데 가장 주의 깊게 관찰해야 할 것은 앞뒤로 구부려졌다 펴졌다 하는 무릎 관절이다. 무릎 관절은 한 방향으로 움직이게 만들어져서 걸을 때 무릎의 방향이 이동 방향과 다를 경우에는 관절의 마멸 소모 및 손상이 쉽게 일어난다. 다른 관절에 비해 마멸 소모를 예상하고 관절 안에 반월판이라는 연골이 있지만, 잘못된 걷기 습관은 반복적으로 손상을 가속화하여 퇴행성 관절염과 같은 원인을 제공한다. 무릎 관절의 손상이나 퇴행성 관절염으로 고생하는 사람이 많다는 것이 이를 증명한다.

2. 고관절과 어깨 관절

고관절과 어깨 관절은 우리 몸의 관절 중에서 가동 범위가 가장 크고 여러 방향으로 움직이기 때문에 안심할 수 있다고 생각하지만 이 또한 오산이다. 움직임이 큰 만큼 근육의 사용 빈도가 많아 적절하게 사용하지 않으면 만성적인 근육통으로 이어지기 쉽다. 걷기 동작이나 생활 습관 속에서 고관절과 어깨 관절 주변의 근육은 쉽게 지칠 수 있기 때문에 쉽게 지치지 않는 자세유지근을 적극적으로 활용하여 생활하는 것이 유리하다.

고관절은 허벅지 뼈와 골반 뼈의 연결 관절이고 걷기 동작에 있어서는 골반 뼈가 동작의 지지 기반이 된다. 그렇기 때문에 허벅지뼈(대퇴)가 자연스러운 동작이 나오기 위해서는 골반의 정렬이 우선되어야 한다. 그래서 바른 걷기는 골반 중심으로 다리가 움직여야 한다. 다리의 움직임은 단순히 앞으로 진행되는 체중을 받치는 곳으로 갖다 놓는 형태로 움직여야 한다는 것이다. 발과 다리의 큰 근육을 사용하여 골반과 몸통을 이동하려고 한다면 쉽게 지치고 자세를 유지하기 힘들다.

하지만 앉기와 서기 동작에 있어서는 허벅지뼈가 동작의 지지 기반이 되므로 허벅지뼈의 정렬이 우선되어야 한다. 바르게 앉기 위해서는 다리를 가지런하게 놓아야 하고, 바르게 서기 위해서는 다리의 지지 기반인 발을 정렬하여 놓는 것이 중요하다.

3. 발목 관절

발목 관절은 일반적으로 경첩 관절로 분류되지만, 팔목 관절처럼 안정적인 휘돌림 동작에 못미치는, 불완전한 휘돌림 동작과 미약하게나마 안쪽과 바깥쪽으로 굽힐 수 있다. 이는 불규칙적인 지표면에 반응하기 용이하게 구성된 것으로 생각된다. 불규칙한 지표면에 의해서 손상은 주로 인대 손상이 빈번하게 발생하기 때문에 주의해야 하고 굽이 높은 하이힐 등과 같은 신발 때문에 손상이 일어날 수 있으니 유의하여야 한다.

4. 척추

척추는 24개의 작은 분절이 연결된 구조이다. 주로 체중을 받치는 디스크와 동작과 관련된 후관절로 연결되어 있는데, 다른 어떤 부위보다도 자세 유지근이 가장 잘 발달된 관절들이다. 일반적으로 자세의 좋고 나쁨은 척추의 정렬 상태로 구별되기도 하는데 걷기에 있어서 척추를 바로 세운 상태를 유지하는 것이 중요하다. 척추를 바로 세운 상태로 정렬하기 위해서는 척추 각 분절의 자세 유지근만을 긴장시켜 척추가 가진 고유의 만곡을 약간씩 줄여 각 분절에 걸리는 체중의 부하를 줄이고 각 분절의 운동 성향을 최소화하는 것이 유리하다.

5. 천장 관절

천장 관절은 대개 일반인이 잘 인지하지 못하는 관절인데 골반과 엉치뼈(천골, 선골)가 만나서 형성되는 관절이다. 하체와 상체의 움직임을 자연스럽게 해 주는 중요한 관절이고 사람들의 동작 형태에 크게 영향을 미치지만 자세를 바꾸기 위한 운동 동작에서는 골반 뼈와 함께 움직인다고 생각하면 큰 무리가 없다. 전문적이고 의학적인 내용은 각설하기로 한다.

02 나의 걷기 체크 리스트

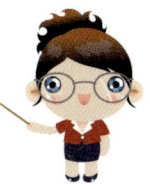

바르게 걷기에 대한 설명을 읽고 수시로 체크하시고, 일정 기간 후에 변화된 모습을 비교해 보세요. 평소 본인의 습관적으로 걷는 모습을 체크하시면 됩니다.

관찰 포인트	그렇다	아니다
운동화보다 구두를 자주 신는다.		
발가락이 신발 안에서 구부러진다.		
뒤꿈치를 먼저 딛는다.		
발이 떨어질 때 발바닥을 한 번에 땅에서 뗀다.		
발을 팔자로 걷는다.		
무릎과 발등이 서로 다른 방향으로 나아간다.		
걷다 보면 치마나 바지의 중앙이 돌아간다.		
엉덩이가 뒤로 빠져서 걷는다.		
오리 엉덩이다.		
엉덩이가 좌우로 흔들린다.		
발보다 머리가 앞에 있다.		
몸통의 중심이 뒤에 있다.		
발이 몸통보다 항상 앞에 있다.		
팔을 흔들지 않고 걷는다.		
땅을 보고 걷는다.		
키가 작아진 느낌이 든다.		
허리에 힘을 주고 걷는다.		

03 바르게 걷기에 대한 잘못된 상식

대중적으로 바르게 걷기에서 강조되고 가장 먼저 주입되는 걷기 방법은 '뒤꿈치부터' 라는 말이다. 이 말에 충실하다 보면 [그림 5-1]의 왼쪽 사진처럼 발가락을 많이 들어올리는 부작용이 생긴다. 그렇게 하면 발등 위부터 무릎까지의 근육을 필요 이상으로 사용해 과도한 긴장이 온다. 발뒤꿈치는 잠시 잊어버려도 좋다.

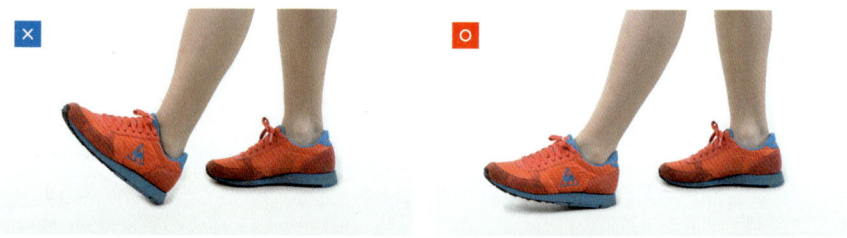

[그림 5-1] 잘못된 자세(좌), 바른 자세(우)

두 번째로 많이 듣는 말은 '가슴과 등을 펴고 팔을 앞뒤로 저어라' 이다. 가슴을 과도하게 펴고 걷는 사람들은 대부분 엉덩이가 뒤로 빠져있는 모습을 관찰하게 된다. 팔을 앞뒤로 젓는 것은 당연한 일이지만 몸의 움직임에 따라 팔이 움직이는 것이지 팔을 움직여 몸통을 움직이는 것은 아니다. 순서를 바꾸면 안 된다.

오랜 시간 걷기를 하면 다리가 아픈 것은 당연한 일일지 모르나 바르게 걷는다면 다리의 피로는 덜하게 된다. 다리로 걷는 방법은 오랜 시간 걸을 수 없으며 바르게 걷는다면 많이 걸어도 피로감이 훨씬 덜하다.

04 바르게 걷기 방법

1. 발

발은 발의 안쪽이 11자로 되게 놓는다. 발목 위의 무릎을 안정화하기 위해서는 11자로 걸어 발목의 안정성 또한 보장되어야 한다. 양발의 간격은 골반의 넓이에 맞춰 무릎이 스치듯 걷는 것이 좋다. 천천히 걸을 때의 보폭은 대부분 자신의 발 하나가 들어갈 만큼의 간격으로 걷는 것이 좋다.

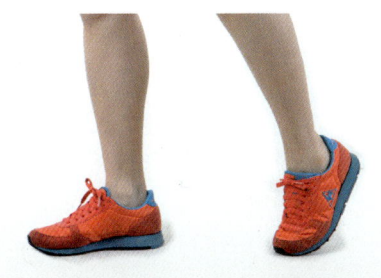

[그림 5-2] 11자로 바르게 걷기

발뒤꿈치로 시작하여 엄지가 마지막으로 지면에서 떨어지게 되는데 발바닥의 전체가 바닥에 닿았다가 떨어지는지 느껴야 한다. 평발은 닿는 면이 쉽게 느껴지겠지만 요족인 경우는 발바닥의 가운데가 느껴지지 않을 수 있다. 대신 엄지발가락의 아래쪽 도톰한 곳이 지면을 누르는 느낌이 있으면 된다. 자신의 걷는 습관을 확인하는 방법으로 신던 신발을 관찰한다. 신발의 변형된 모양이 자신의 걷기 습관을 잘 보여주는 거울이기도 하다.

2. 무릎

무릎 관절은 가고자 하는 방향으로 흔들리지 않고 나아가야 한다. 무릎은 체형에 따라 안쪽 혹은 바깥쪽으로 향하고 있는 경우가 있어서 자신도 모르게 무릎의 방향에 따라 안쪽 혹은 바깥쪽으로 향하게 하고 걷는 경우가 있다. 무릎은 마치 문에 붙어있는 경첩과 같은 관절이다. 다른 방향으로 여닫다가 문짝이 고장나는 것처럼 우리의 무릎은 건강하게 오래 사용하려면 앞으로 내디뎌야 오래 쓸 수 있는 관절이다. 발목과 무릎 그리고 고

관절은 서로 연결되어 있기 때문에 따로 분리해서 사용하기가 쉽지 않지만 포인트를 가지고 관찰하고 움직인다면 바르게 사용할 수 있다.

Tip 1

제자리 걸음을 해 본다. 제자리 걸음을 하면 보통 걷기 때 보다 무릎을 많이 들게 되는데 이때 무릎의 방향을 [그림 5-3]의 왼쪽 그림처럼 정면을 향하도록 하여 걷는다. 무릎이 앞으로 향하는 것을 확인하고 걷는다. 점차 무릎을 내려서 보통 때처럼 걷는다.

Tip 2

다리를 앞으로 차며 걷는다. 무작정 차지 않고 발이 11자가 되도록 차야 하며 조심스럽게 차며 걷는다. 다리를 차게 되면 자연스럽게 무릎이 정면으로 가게 될 것이다. 관절에 무리가 가지 않도록 차면서 무릎 주위의 근육을 늘려주므로 부하가 줄어들기 때문에 무릎 관절이 좋지 않은 사람에게 권장하는 걷기 방법이기도 하다.

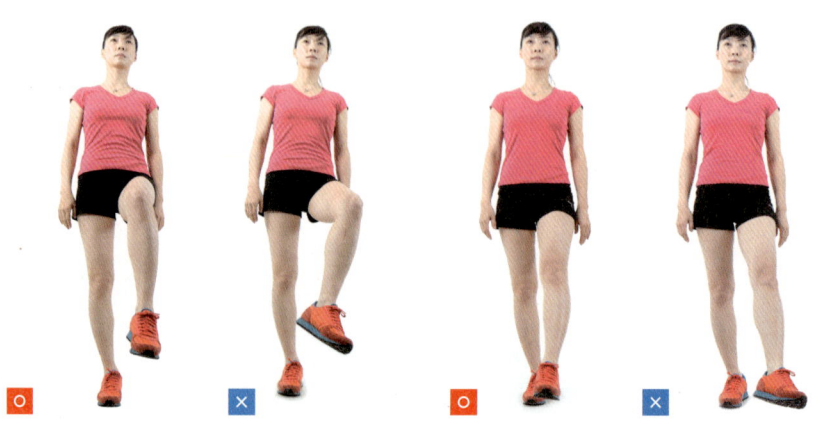

[그림 5-3] 바른 자세(좌), 잘못된 자세(우)   [그림 5-4] 바른 자세(좌), 잘못된 자세(우)

Tip 3

무릎이 밖으로 돌아서 제자리로 오는 경우가 있다. 이러한 경우 위 tip 1과 tip 2를 할 때 더 천천히 하여 무릎의 방향을 정렬한 뒤 좀 더 빠르게 진행하여 걷는다.

3. 골반과 고관절

골반은 좌우로 흔들림이 적어야 한다. 엉덩이를 실룩거리고 걷는 것은 섹시해 보일지 모르나 건강에는 적이다. 원래 고관절과 골반은 8자의 움직임을 가지고 있지만 아주 미세한 움직임이기 때문에 걷기 시에는 전면과 후면으로 앞뒤 움직임만을 생각해야 한다. 또한 골반에서 이어지는 대퇴부가 안쪽 혹은 바깥쪽으로 모아지거나 벌어지지 않도록 해서 걸어야 한다. 골반은 바른 서기를 했을 때의 모양을 유지해야 하며 꼬리뼈가 들썩거리지 않고 아래로 향한 느낌을 유지한다.

Tip 1

골반이 비틀어져 있는 경우에 오른발 또는 왼발이 지면에 오랫동안 닿아 있어 발 딛는 시간차가 생겨 절뚝거리는 모양이 된다. 양발이 지면에 닿는 시간이 일정한지 구령이나 리듬에 맞춰 걸어보는 것도 좋다.

Tip 2

오른발과 왼발이 앞으로 디뎌지는 간격의 차(보폭)가 생기는 경우가 있다. 오른발과 왼발 중 한쪽 발만 멀리 또는 좁게 디뎌 양발이 딛는 간격이 다를 수 있다. 보도블록의 흰 선과 같이 간격을 확인할 수 있는 곳을 걸어 보는 것도 도움이 된다.

4. 척추와 몸통

바르게 서기를 유지하여 걷는다. 걷기 시에는 척추의 각이 전방으로 약간 기울어진다는 것이 서기와의 차이점이다. [그림 5-5]의 왼쪽 첫 번째 그림처럼 척추는 위로 길게 늘리고 앞으로 약간 기울여 걷는다. 기울여 걸으면 다리로 리드하는 것이 아니고 몸통이 리드하게 된다. 두 번째 사진은 발과 다리보다 몸통이 뒤에 있다. 이렇게 걸으면 다리가 몸통을 끌어당겨 걷게 되고 다리의 피로감이 높아진다. 그리고 세 번째 사진은 머리가 몸통을 리드하여 걷는 모습이다. 지나친 상체의 리드는 척추 전체에 긴장을 줄 수 있다. 네 번째 사진은 구부정한 상태로 걷는 좋지 못한 예이다.

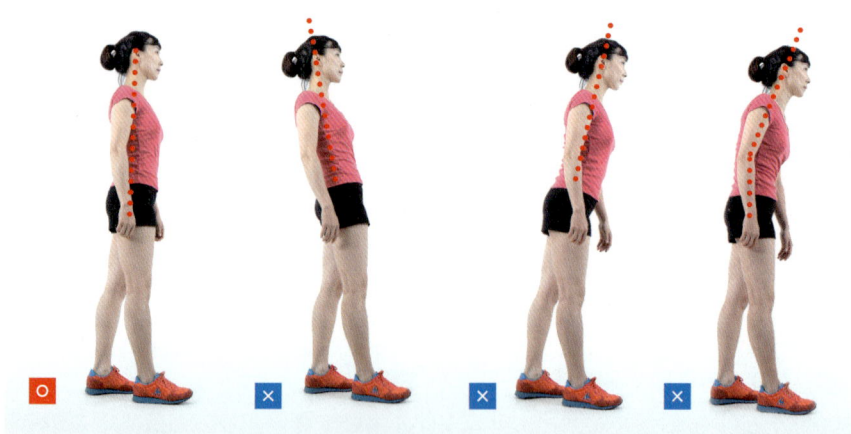

[그림 5-5] 척추와 몸통의 바른 자세와 나쁜 자세

Tip 1

팔자걸음은 발이 앞에 있고 몸통이 뒤에 남아 있게 된다(우측 그림 5-6). 발뒤꿈치에 굳은살이 생기는 경우 걸을 때 발뒤꿈치에 몸통의 무게 중심이 남아 있지 않은 지 확인해 봐야 한다.

Tip 2

몸의 무게 중심을 앞으로 이동하려 할 때 자칫 몸이 구부정해질 수 있는데 이것은 바르지 못하다(우측 그림 5-7). 척추는 항상 길게 늘여야 하며 키가 작아지지 않도록 하며 걸어야 한다.

> Tip 3

몸통이 제대로 리드하면 아랫배에 힘(복근)을 사용하여 다리의 부하가 줄어들고 하체 관절에도 무리가 가지 않는다.

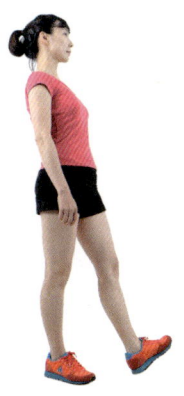
[그림 5-6] 팔자걸음

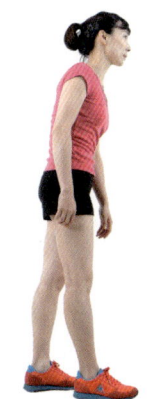
[그림 5-7] 구부정한 자세

5. 머리(얼굴)과 목

머리의 정수리는 하늘에 매달려 있는 것처럼 길게 늘리는 느낌으로 걸어야 한다. 목을 길게 늘리려고 앞쪽의 목만 길게 늘리게 되면 뒷목이 줄어들게 되므로, 양 옆의 목을 길어지게 하는 느낌을 갖고 늘리되 목의 불필요한 긴장감이 없도록 한다. 시선은 평지나 장애물이 없을 때에는 멀리 보아도 좋지만 산길이나 장애물이 있다면 너무 가깝지 않은 땅을 보는 것도 나쁘지 않다.

> Tip 1

목을 도리도리하여 흔드는 것이 긴장감을 이완하는데 도움을 준다. 특히, 목디스크가 있는 경우에는 목을 자주 흔들어 긴장감을 없애는 것이 좋으며 척추를 길게 늘리는 방법 중의 하나가 된다.

6. 어깨와 팔

걸을 때 긴장을 많이 하는 부위 중 하나로, 어깨는 호흡을 뱉으며 내린다. 귀와 어깨는 적당한 거리를 유지해야 하는데 너무 힘을 주어 내려도 긴장된다. 한숨을 쉬었을 때 내려간 만큼이 가장 좋은 어깨내림이다. 팔은 자연스럽게 다리와 교차하도록 흔든다. 보폭에 따라 팔의 흔들림도 바뀌어야 한다.

Tip 1

팔이 앞뒤로 흔들릴 때 몸통에 팔꿈치나 손이 닿는 면적을 확인한다. 한쪽 팔이 몸통에 많이 붙는다면 좌우로 몸이 기운다는 신호다.

Tip 2

장시간 손을 내려뜨리고 걸어 손이 붓는다면 팔을 가끔씩 심장보다 높이 들고 흔들면 부기도 빠지고 순환에도 좋다.

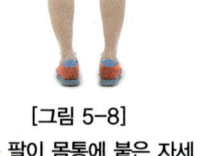

[그림 5-8]
한쪽 팔이 몸통에 붙은 자세

Tip 3

팔은 의도적으로 들거나 흔드는 것이 아니라 흔들리는 것이다.

걷기는 단순한 움직임이 아니다. 아주 작은 일이라고 여겨 방치하면 척추 문제를 비롯해 관절에도 문제가 생길 수 있다. 그러므로 걷기는 몸의 한 곳에만 집중해서는 안된다. 그러나 한 부위의 잘못된 습관만을 바꿔도 보행 전반에 걸친 향상이 올 수도 있다. 이렇듯 걷는다는 것은 몸의 전반적인 관찰과 변화가 필요하며 복잡하게 연결되어 있다.

지금의 바르게 걷기에서 강조되고 가장 먼저 주입되는 걷기 방법은 '발뒤꿈치부터' 라는 말이다. 이제는 발뒤꿈치는 잊어버리고 '발등 위에 몸을 얹는다.'로 바꾸어 보자. 다이어트를 해도 하체가 빠지지 않는 사람들의 습관이 이러할 지도 모르겠다.

부위	방법	근육	촉진/관찰
	바르게 걷기		
발	11자로 딛고, 뒤꿈치부터 닿는다.		발과 발 사이의 간격을 유지한다.
무릎	무릎과 발등의 방향이 같도록 해서 걷는다.		무릎과 발의 방향은 전방으로 향한다.
골반	좌우로 흔들리지 않는다. 중력선을 지킨다.	하복근 수축	하복부가 편평해진다.
꼬리뼈	꼬리뼈가 아래로 향하고 있다.		허리 만곡이 감소한다.
허리	허리에 힘을 빼고 하복부의 힘으로 걷는다 허리는 전만없이 편평함을 잃지 않는다.	하복근 수축	하복부가 편평해진다.
가슴	늑골을 모은다.	내외복사근 수축	손으로 늑골을 감싸 내린다.
	가슴이 들리지 않도록 한다.	흉근 이완	가슴근육(흉근)을 손으로 눌렀을 때 말랑해야 한다.
어깨	어깨를 으쓱하고 올려 양 옆으로 살포시 내린다.	목옆(승모근)이 긴장하면 안된다.	가슴부터 어깨까지 손으로 편하게 쓸어 낸다.
	양옆 목을 길게 늘리되 긴장이 가지 않게 한다.	목근육의 긴장이 없어야 한다.	목을 만져보았을 때 긴장없이 말랑해야 한다.
목	골반, 허리, 가슴, 목까지 길게 늘려야 만곡을 최대한 줄일 수 있다.		
팔	몸에 움직임에 따라 다리와 교차가 하도록 흔든다.		
상체	골반부터 머리까지 세워서 앞으로 기울여 무게중심을 앞에 놓고 걷는다.		

[표 5-1] 바르게 걷기 방법

05 빠르게 걷기와 느리게 걷기

최근에 걷기가 달리기보다 건강을 유지하는데 더 도움이 된다는 사실이 알려져서 많은 사람들이 건강을 위해서 걷는 문화가 확산되고 있다. 달리기(조깅)가 관절에 무리를 주어 건강을 유지하는 데는 불리하다는 의학계의 연구 결과 때문이다. 이미 어떻게 걷는가에 대해서는 설명하였고 스스로 바르게 걷고 있는지에 대해서도 배웠다. 그렇다면 과연 어느 정도 속도로 걷는 것이 유리한가? 이 질문에 대한 답은 걷기와 달리기의 차이점을 먼저 이해해야 할 것이다.

바태의 시각에서 걷기는 다음과 같이 정리할 수 있다.

'몸의 바른 형태를 유지하는 자세 유지근을 최대한 활용하면서 몸의 위치를 체중 변화를 통하여 바꾸는 것'

달리기는 '몸의 바른 형태를 최대한 유지하되, 몸의 빠른 위치 변화를 위한 속도를 내기 위하여 외재성 근육(백색근)을 활용하는 것' 이다. 그래서 당연히 외재성 근육을 사용해야 하는 환경의 달리기는 지속하기 힘들다. 물론 마라톤과 같이 오랜 시간 달리기를 의도적으로 훈련하면 백색근의 적색근화 현상이 생긴다. 단거리 주자들은 근육이 큰 백색근이 활성화되어 근육 자체가 커지는 현상이 생기지만 마라토너들의 근육은 가늘고 긴 형태의 적색근 위주로 발달하는 것을 보면 알 수 있다. 그렇다면 각 개인이 가지고 있는 걷는 속도의 차이가 있을까?

당연히 있을 것이다. 각 개인마다 자세 유지근의 발달 정도가 다르기 때문이다. 그렇다면 빠르게 걷기와 느리게 걷기 중 어느 것이 더 효율적인가? 처음에는 느리게 걷기가 더 효율적이다. 느리게 걷는 정도는 대개 팔과 다리가 자연스럽게 협응(교차)할 정도의 속도여야 한다. 너무 느리게 걸으면 팔과 다리의 협응이 이루어지지 않아 자연스러운 걸음 형태가 깨진다. 느리게 걷기부터 시작하는 이유는 처음부터 자세 유지근을 최대한 활성화시키기 위해서이다. 느리게 걸으면서 몸의 체중을 어떻게 이동시켜 걷기의 속도를 유지하는지 먼저 훈련해야 한다.

 체중의 변화를 느끼기 위하여 골반에서부터 척추를 통해서 머리까지 이어지는 몸의 중심선을 그대로 유지하면서 상체 전체를 앞으로 기울이면 자연스럽게 발이 반응하여 걸음이 시작된다. 이 기울기를 유지하면서 걸음 속도를 일정하게 맞추는 훈련이 필요하다. 이 기울기는 평지에서 오르막으로 갈 때 더 앞으로 기울어지게 하고 내리막일 때에는 뒤로 기울어지게 하여 걷기의 속도를 유지하는 훈련이 필요하다. 발과 다리는 몸의 체중을 유지하는 역할만을 하도록 훈련하는 것이다.

 대개 팔과 다리를 협응하여 느리게 1만보를 걸을 때, 걷는 상황이나 환경에 따라 사람마다 편차가 있겠지만, 1시간 30분에서 2시간 정도가 걸리는데, 1만보를 걸은 뒤에도 근육이 피로하지 않다면 잘 걸었다고 할 수 있다. 걷기 훈련을 할 때 처음부터 1만보를 걸을 필요는 없다. 만약 걷기 운동을 하고 근육통이 생기면 특정한 부위의 외재성 근육(백색근)을 사용하였기 때문이다.
 걷는 방법에 문제가 없다면 처음부터 너무 무리하게 오래 걸은 것이다. 적색근에 과부하가 걸리면 같은 기능을 하는 백색근이 자연스럽게 가담하기 때문이다. 오히려 특정한 운동 때문에 생긴 백색근의 근육통은 30분 정도 잘 걷고 나면 없어지는 것을 경험하게 되는데, 그 이유는 백색근의 과도한 사용으로 인한 피로 물질(젖산)이 빠르게 몸으로 흡수되기 때문이다. 물론 걸을 때 과도하게 사용된 근육이 최대한 걷기 동작에 가담되지 않도록 하여야 한다.

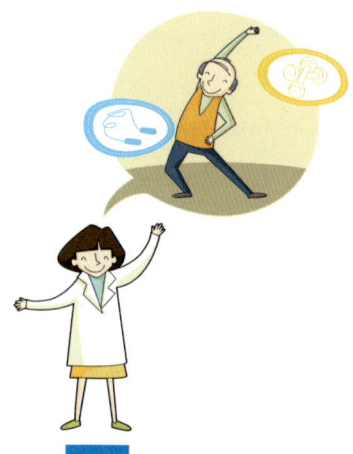

Balance : 균형

Awareness : 인지, 의식, 자각, 알아채고 있음

Trust : 신뢰, 믿음, 강한 기대, 확신

Attitude : 태도, 마음가짐, 자세, 몸가짐

Efficiency : 능률, 효율, 유효성

제6장
도움을 주는 운동들

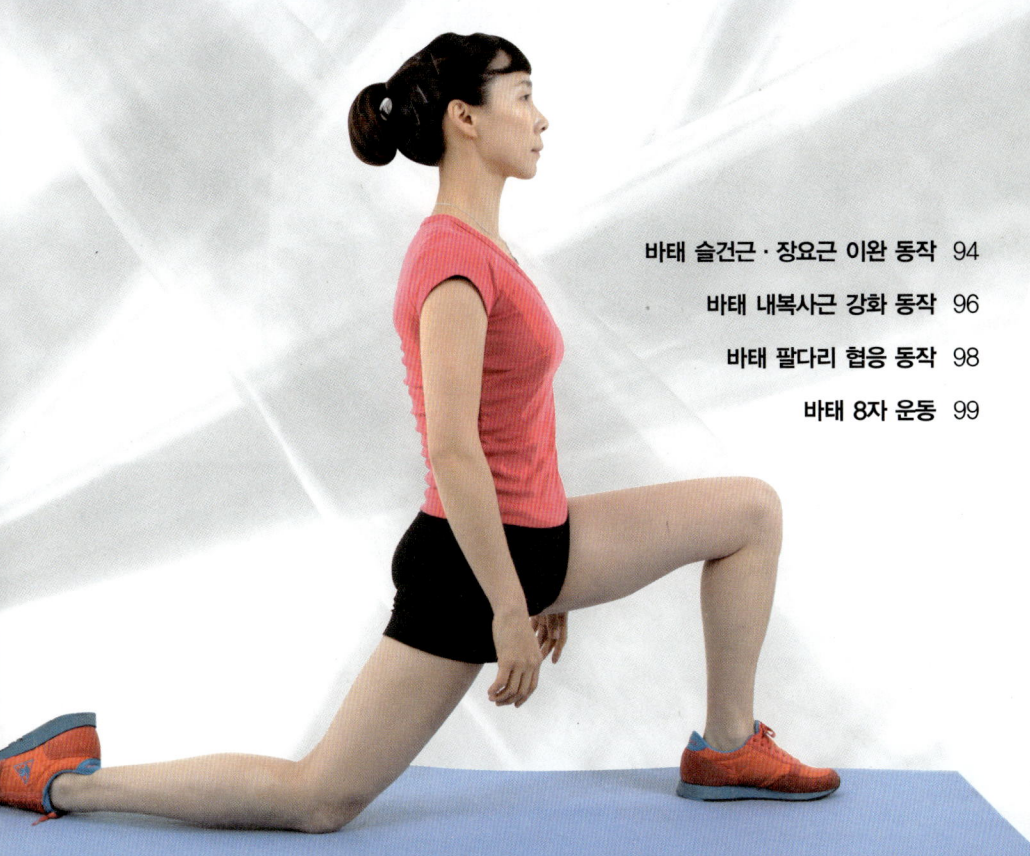

바태 슬건근 · 장요근 이완 동작 94

바태 내복사근 강화 동작 96

바태 팔다리 협응 동작 98

바태 8자 운동 99

Balance · Awareness · Trust · Attitude · Efficiency

01 바태 슬건근·장요근 이완 동작

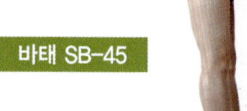
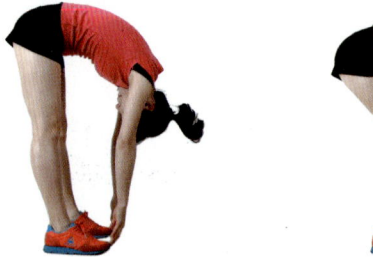

[그림 6-1] 슬건근 이완 동작 이완된 모습(좌), 다시 올라올 때 모습(우)

바르게 서서 머리부터 힘을 빼면서 어깨-등-허리 순서로 앞으로 떨어뜨린다. 다 내려 간 것 같으면 호흡을 뱉어 힘을 빼면서 조금씩 더 내려간다. 그 상태에서 호흡은 5회에서 10회 내뱉으며 유지한다. 다시 올라올 때에는 먼저 무릎을 구부려 놓은 상태에서 허리-등-어깨-머리 순서로 일어난다. 무릎 뒤나 허벅지 뒤의 근육(슬건근)이 당기거나 이완 되는 느낌이 있어야 하며 등과 허리 뒤의 근육의 이완에도 도움이 된다.

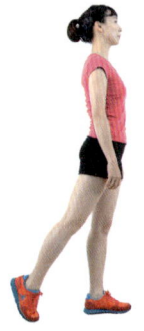
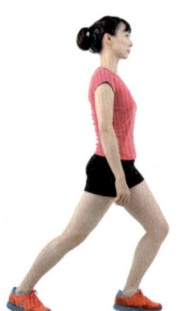

[그림 6-2] 장요근 이완 동작, 우측 장요근(사타구니) 이완 모습

바르게 선 다음 한 다리를 한 발짝 뒤로 빼서 발가락만 땅에 닿게 하여 양 다리를 펴고 선다. 골반을 세워 척추를 길게 하고 무게 중심을 앞다리에 남겨 두면서 동시에 앞다리는 구부리고 뒷다리의 뒤꿈치를 천천히 내린다. 이 동작은 천천히 하면서 뒷다리의 사타구니의 근육이 스트레칭 되는 느낌을 찾아야 한다. 빨리 하면 종아리의 근육만 스트레칭 되는데 이 동작의 목적은 사타구니의 근육을 스트레칭하는 데 있다.

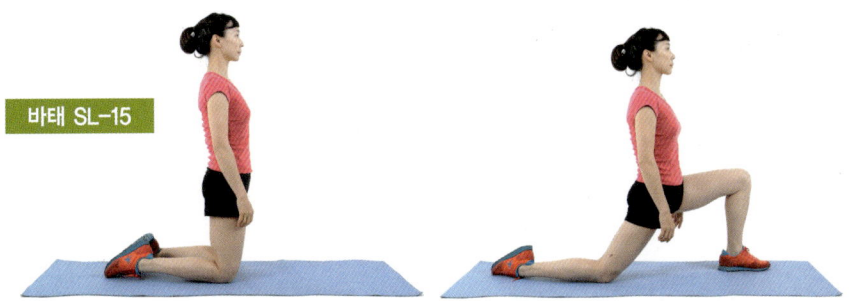

[그림 6-3] 우측 장요근(사타구니) 이완 동작

무릎을 꿇고 앉아 한쪽 다리를 앞으로 내민다. 내민 다리는 수직보다 더 많이 내미는 것이 좋다. 허리를 앞으로 미는 것이 아니고 골반 전체를 앞으로 밀어 사타구니의 스트레칭이 되어야 한다. 엉덩이가 뒤로 빠져서는 안 된다.

02 바태 내복사근 강화 동작

바태 IB-17

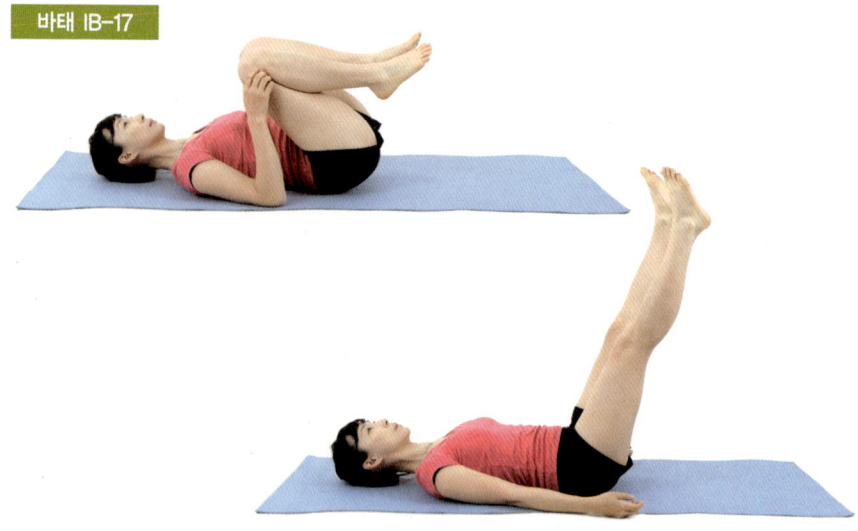

[그림 6-4] 내복사근 강화 동작 ❶

바르게 눕는다. 다리를 한쪽씩 무릎을 접어서 가슴에 붙인 후 두 다리와 몸이 90도가 되도록 편다. 이때 허벅지 뒤가 당겨 펴기 어렵다면 굽힌 상태로 시작한다. 이렇게 하면 허리가 바닥에 닿는다. 최대한 다리에 힘을 풀고 배를 납작하게 한다. 허리가 붙어 있는 상태를 유지하면서 허벅지가 배에서 멀어지도록 다리를 내린다. 다리를 내리면서 몸이 끌려가거나 허리가 뜬다면 그런 현상이 일어나기 전까지만 다리를 내리고 유지한다. 복근만 힘이 들어가야 하고 허리나 등이 아프면 운동을 잘못하고 있는 것이다. 이 동작이 잘되고 있다면 사타구니와 갈비뼈 그리고 복근 중에서도 앞의 복근이 아니라 옆의 복근(내외복사근)에 힘이 들어가야 한다.

바태 IB-08

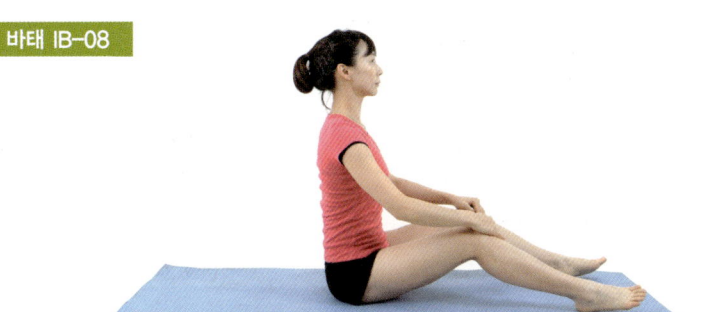

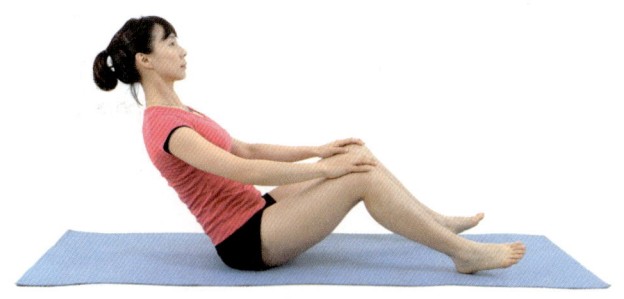

[그림 6-5] 내복사근 강화 동작 ❷

무릎을 세우고 바르게 앉는다. 무릎을 세우기가 힘들다면 양반다리를 해도 괜찮다. 등에 막대기를 댄 것처럼 등을 길게 늘려 편 다음 그대로 유지하면서 뒤로 기울여 앉는다. 몸을 뒤로 기울이면 다리가 살짝 들리며 딸려가는 것을 느끼게 될 것이다. 척추를 길게 하고 기울인 채로 유지한다. 되돌아올 때에도 길게 늘리면서 앞으로 와야 한다.

갈비뼈부터 옆의 복사근이 강화되는 동작이며 동작 후 사타구니의 근육통이 생긴다면 운동을 잘한 것이고 허리를 앞으로 밀어 허리가 아프다면 동작을 잘못한 것이다.

03 바태 팔다리 협응 동작

바르게 서서 양팔을 벌리고 선다. 바르게 선 자세를 유지하며 오른손과 왼발 혹은, 왼손과 오른발 맞대어 터치한다. 이 동작을 앞에서 양쪽을 교차로 실행한다 뒤로 연결하여 20회 이상 틀리지 않고 한다. 연습이 충분히 되었으면 점프를 하면서 한다.

바태 팔다리 교차 점프

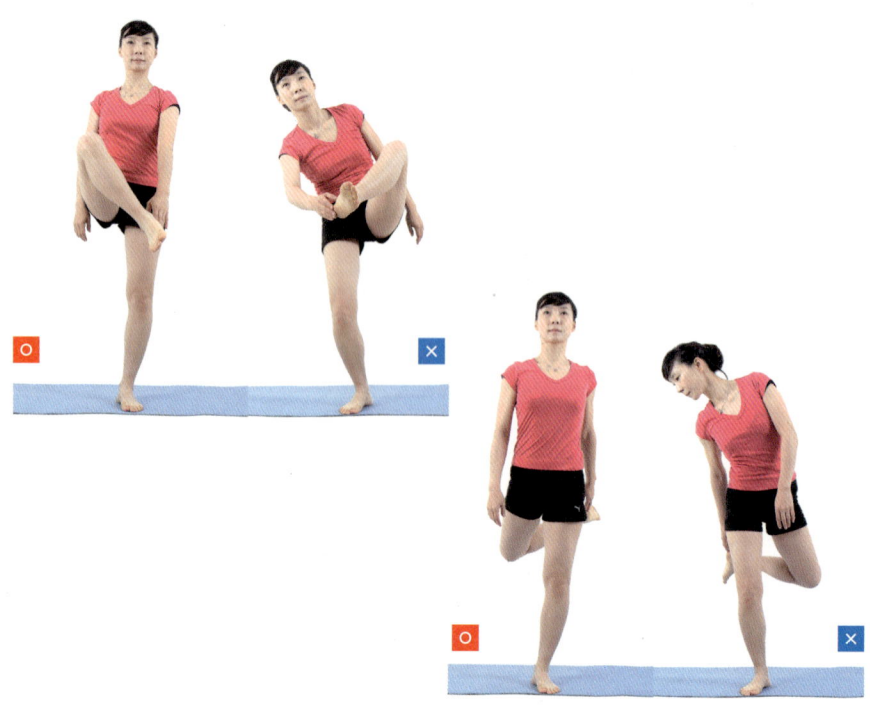

[그림 6-6] 팔다리 교차 점프

04 바태 8자 운동

당신의 팔자는 어떤 팔자입니까?

바태 8자 운동은 몸통을 움직이는 하체의 움직임을 원활하고 효율적으로 하기 위한 운동이다. 팔다리의 움직임은 자궁에서부터 시작된다. 사람은 태어나기 전부터 이미 자궁 속에서 운동 능력을 키우고 태어난다. 이때 자궁 속의 환경으로 인하여 팔다리는 몸통 중심으로 가장 원천적인 팔다리의 움직임을 습득한다.

출생과 함께 환경의 변화가 생기고, 사람의 몸은 중력에 저항하여 스스로 움직이는 방법을 다시 습득하게 된다. 척추의 만곡이 형성됨과 동시에 걷는 동작이 완성되는데, 팔과 다리의 협응 능력도 동시에 완성된다. 팔과 다리의 협응 능력의 완성은 모든 운동뿐만 아니라 살아감에 있어서 건강을 유지하는데 중요하게 작용한다. 걷기 동작이 협응성을 필요로 하는 가장 대표적인 운동이므로 바르게 걷는 훈련은 누구에게나 필요하다.

다음은 바태 8자 운동에 대한 설명이다.

- 운동을 시작하기 전에 바태 서기 자세에서 발은 어깨 넓이만큼 11자로 벌리고 선다.
- 하복근을 가볍게 긴장하여 골반을 세우고 척추를 바르게 세워 정렬한 상태이어야 한다.
- 운동 시작 시에 무릎은 가볍게 구부리고 동작을 시작한다.
- 동작은 골반을 포함한 상체가 하나의 원통처럼 고정된 상태로 움직여야 한다.
- 수시로 어깨의 긴장 등과 같은 불필요한 근육의 긴장은 의식될 때마다 이완하고 하복근을 포함한 몸통의 움직임을 주관하는 자세 유지근에 의하여 움직임이 일어나야 한다.
- 움직임은 왼발 뒤꿈치에서 오른발 엄지 발가락쪽으로 체중을 이동시키면서 자연스럽게 몸통을 회전시켜 오른발 뒤꿈치 쪽으로 체중을 이동하고, 동작을 최대한 부드럽게 지속하면서 왼발 엄지 발가락 쪽으로 체중을 이동하면서 자연스럽게 몸통을 회전하여 체중을 왼발 뒤꿈

치 쪽으로 가져간다. 이렇게 하면 골반의 움직임은 8자 형태가 되는데 이때 골반의 움직임은 수평을 유지해야 한다.
- 호흡은 하복근의 긴장을 유지하기 위하여 날숨을 좀 더 강조하되 긴 호흡보다는 짧은 호흡이 유리하다.
- 움직임의 방향은 두 방향으로 진행된다. 일반적으로 골반을 세워 몸의 무게 중심이 뒤에 실리는 경우에는, 발뒤꿈치에 실린 무게 중심이 반대쪽 엄지 발가락 방향으로 향하게 하면서 8자를 그린다. 골반을 세우고 몸 전체의 중심을 앞으로 실은 경우에는, 엄지 발가락에 실린 무게 중심이 반대쪽 뒤꿈치 방향으로 향하게 하면서 8자를 그린다.

바태 8자 운동은 정적인 바태 동작을 통하여 체형을 교정하는 과정에서 동적인 동작으로의 전환 운동 중 가장 먼저 선행되어야 하는 운동이다. 이 운동은 골프와 같은 다른 운동이나 스포츠에 접목하여 체형 교정과 함께 하체를 효율적으로 사용하기 위한 가장 중요한 운동이다.

제7장
자주 하는 질문들(Q&A)

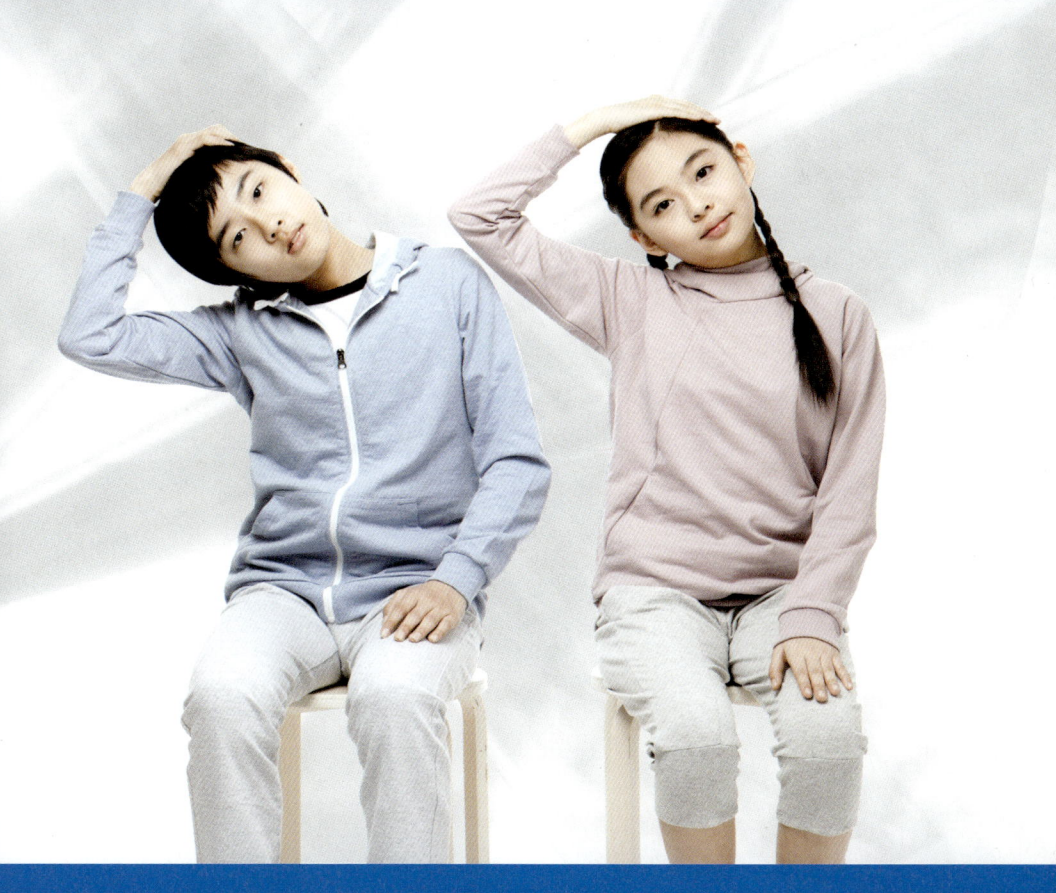

Balance · Awareness · Trust · Attitude · Efficiency

Q1: 자세가 좋아지면 키도 크나요?

A 척추가 휘어 키가 작아지는 것을 '숨은 키'라고 합니다. 실제로 자세가 교정되어 키가 3센티미터 정도 커진 경우도 많이 있습니다. 뼈가 자라서 키가 커진 것이 아니라 굽은 척추가 펴지면서 커진 것입니다. 특히 성장기의 아이들에게는 '숨은 키'를 없애 주고 바른 걷기를 시키면 도움이 됩니다. 바른 걷기는 다리 길이가 자라는 것에 도움을 많이 줄 수 있습니다. 아이들의 키는 척추의 길이보다는 하체의 길이가 길어지도록 유도하는 것이 바람직합니다.

다리의 길이가 길어지려면 다리뼈에 적절한 자극을 주어 뼈 속 성장판을 활성화시키면서 다리의 큰 근육에 긴장이 생기지 않도록 해야 합니다. 다리 길이가 길어지는 것을 방해하는 요인 중 하나는 다리에 있는 큰 근육들의 과도한 발달 및 긴장을 들 수 있습니다.

이러한 현상을 피하기 위해서는 '바른 걷기'가 절대적으로 유리한 이유는 이 책의 내용을 통해서 아실 수 있을 것입니다. '바른 걷기'는 자세 유지근을 최대한 활용하고 몸의 큰 근육의 가담을 줄이는 운동이기 때문입니다.

좀 더 많은 성장판 활성화를 위해서는 제자리에서 점프하는 부류의 운동도 유리합니다. 하지만 이러한 운동 전후에는 충분히 근육을 이완시켜 주어야 합니다. 물론 성장과 관련해서는 적절한 영양 섭취 및 수면이 우선적으로 필요하고 스트레스를 받지 않는 환경이 중요하다는 것은 일반적인 상식입니다.

Q2: 바른 자세로 체형이 바뀌려면 어느 정도 시간이 걸립니까?

A. 체형은 반복적인 습관이나 자세를 통하여 변한 몸의 상태를 의미하기 때문에, 일반적으로 바르게 앉고 서고 걷기를 누가 얼마나 관심을 갖고 긍정적으로 잘 훈련하였느냐에 따라 개인적인 변화의 폭은 다양합니다. 대개 어린아이일수록 자세가 빨리 변하고, 나이가 많을수록 그만큼 좋지 않은 습관에 오래 노출되었기 때문에 시간이 걸립니다.

자세 체형 교정 운동인 바태 운동 후에, 20도 이상의 척추 측만증 케이스가 4주 안에 10도 미만으로 떨어지는 경우도 있고, 3개월 이상의 운동 후에야 10도 미만으로 떨어지는 경우도 있습니다. 성인의 경우 자세 교정을 통하여 체형의 변화를 유도하다 보면, 뱃살이 들어가서 살이 빠지고 만성적인 통증이 없어지는 등의 부수적인 효과를 자주 관찰하게 됩니다.

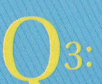3: 공부하거나 일을 할 때 바른 자세를 어떻게 유지할 수 있나요?

A. 공부할 때나 일을 할 때에는 굳이 바른 자세를 유지하려고 하지 마세요. 본인이 생각하는 바른 자세를 약 5~10분 이상 그 자세를 유지할 수 없고 근육통이 생긴다면 본인이 생각하는 바른 자세를 취하고 공부나 일을 지속하거나 집중하기 힘듭니다. 바른 자세 훈련은 운동에 집중할 수 있는 시간을 따로 내서 하여야 합니다. 공부나 일을 하면서 운동을 하지 말고 공부나 일을 하다가 쉬는 시간을 이용하여 운동해야 효과가 생깁니다. 짬짬이 훈련하다가 앉는 자세가 지속적으로 편해지기 시작하면 공부하거나 일을 할 때 바른 자세는 자연스럽게 유지됩니다.

Q4: 바르게 앉고 서고 걷는 운동은 혼자서도 할 수 있나요?

A 자신의 상태를 인지하고 정확한 기준을 가지고 있다면 혼자서도 할 수 있습니다. 대개 자세는 스스로 인지하기 힘들고 본인 스스로 자세를 바르게 하고 운동하고 있는가를 알기 힘들기 때문에 거울이나 사진, 동영상 등을 이용하여 꼭 확인해야 합니다. 혹은 친구나 가족과 같이 하면서 서로 봐 주고 고쳐 주는 것이 도움이 될 것입니다. 특정한 동작을 할 때 내가 바르게 근육을 사용하고 있는지도 스스로 만져보면서 꼭 확인해야 합니다. 보여지는 모습이 전부가 아니기 때문입니다. 이러한 확인 절차 없이 운동을 하는 것은 나쁜 습관을 만들 수 있고, 나쁜 습관은 다시 고쳐야 하는 어려움이 따른다는 것을 이해해야 합니다.

Q5: 좌우의 체형이 똑같은 사람은 없을 것 같은데, 똑같게 하라는 건 무리가 아닌가요?

A 사람은 앞이나 뒤에서 보았을 때 좌우 대칭의 골격 구조를 갖고 태어나지만, 대개 성장하고 몸을 쓰는 습관 때문에 대칭성을 잃어버리는 것이 일반적입니다. 바르게 앉고 서고 걷기는 이 대칭성을 최대한 확보하여 원래 가지고 있던 몸 상태를 유지하기 위한 훈련입니다. 운동을 한다고 바로 좌우가 똑같게 변하지는 않습니다. 대칭성의 확보는 일상 생활에서 몸을 사용하는 스트레스를 줄이고 관절의 노화 현상이나 만성 근육통과 같은 근관절·신경 문제를 예방할 수 있습니다.

Q6: 사람의 척추는 S자 모양이라고 들었습니다. 그런데 이 책에는 척추를 일자로 만드는 것 같은데요. 맞는 건가요?

A 사람을 옆에서 보면 적절한 허리의 만곡(흔히 아는 S라인)과 목의 만곡이 있습니다. 척추의 만곡은 대개 10세 전후로 완성이 되는데 인체 공학적으로 어느 정도의 곡선이 적절한가에 대해서는 정리가 된 상태입니다. 바태 체형 검사를 해 보면 대부분의 사람들이 이 허리의 만곡이 과하거나 특정 부위가 꺾여 있는 상태를 정상으로 알고 있고 목의 만곡은 줄어들어 있는 경우가 대부분입니다. 그래서 척추를 늘리는 방향으로 운동시키는 것이지 일자로 만들기 위한 것은 아닙니다. 또한 적절한 만곡을 유지하기 위해서는 척추 주변의 자세 유지근을 사용하도록 유도하여야 하는데 이 자세 유지근은 척추의 길이가 줄어드는 방향으로 몸을 사용해서는 활성화시키기 힘들기 때문입니다.

Q7: 호흡은 복식 호흡을 하면 되나요?

A 바태의 호흡법이 복식 호흡과 유사하다는 얘기는 간혹 듣지만 호흡만을 훈련하는 복식 호흡과는 차이가 있습니다. 바태 호흡은 동작이 핵심이므로 동작을 만들기 편한 호흡이 바태 호흡이라고 생각해야 합니다. 호흡은 들숨과 날숨으로 구분되는데 날숨으로 동작을 유도하되 들숨은 자동으로 쉬어지도록 유도해야 자세 체형 유지근을 지속적으로 사용할 수 있습니다. 의도적인 들숨은 많은 근육들을 수축시키거나 긴장시킬 수 있으므로 주의해야 합니다. 호흡은 동작을 자연스럽게 유도하는 한 방법이라고 생각해야지 호흡을 만들기 위한 동작으로 진행되어서는 안됩니다. 호흡은 가장 편안하고 자연스럽게 쉬어지도록 하여야 합니다.

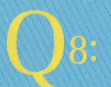 

Q8: 바르게 걷기 운동은 등산이 좋은가요? 평지에서 하는 게 좋은가요?

A 만약에 바르게 걷기 운동을 시작하고 훈련하는 단계라면 평지에서 하는 것이 유리합니다. 바르게 걷기 운동은 본인의 몸 상태를 일정한 자세로 유지하면서 몸의 관절과 근육을 바르게 사용하는지에 대한 관찰과 교정을 반복하는 훈련입니다. 등산은 바닥이 고르지 않고 내리막과 오르막의 편차가 큰 환경이므로 자신의 몸 상태를 관찰하고 수정하기가 쉽지 않습니다. 하지만 바르게 걷는 방법을 터득하고 등산을 한다면 운동적인 측면에서 훨씬 더 유리해 집니다. 등산은 몸의 균형을 잡는 것이 더 많이 요구되는 환경이므로 자세 유지근에는 평지보다 더 많은 부하를 주어 근력을 높일 수 있기 때문입니다.

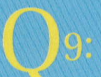 

Q9: 평소에 의자와 바닥 중 어디에 앉는 게 좋은가요?

A 될 수 있으면 의자에 앉는 것을 권합니다. 물론 어디에 앉든지 앉는 자세를 잘 유지하면 되지만 오랜 시간 동안 앉기에는 의자가 더 편안한 환경이기 때문입니다. 바닥에 앉을 경우에는 무릎을 구부려야 하기 때문에 혈액 순환에도 불리하고 골반이 뒤로 밀려 척추를 세우기도 불편합니다. 척추를 좀 더 쉽게 세우고 유지하기 위해서 방석을 사용하는 것이 유리한데, 이때 방석은 될 수 있으면 뒤를 높게 해야 합니다.

Q10: 잘 때는 어떤 자세가 좋은가요?

A 먼저 잠이 들 때와 일어날 때의 자세가 똑같은지 확인합니다. 만약에 똑같다면 등을 대고 누워서 자는 것이 유리합니다. 이 책의 제2장 '누운 상태에서 몸에 대한 인지 훈련하기' 처럼 자세를 취하고 최대한 몸의 근육을 이완한 상태로 자는 것입니다. 옆으로 자는 습관이 있는 사람이 일어날 때도 같은 자세로 일어난다면 옆으로 자도 무방하지만, 등을 대고 누워서 잠이 든다면 등을 대고 누워서 자는 습관을 시도해 보는 것이 유리합니다.

만약에 잠이 들 때와 일어날 때의 자세가 똑같지 않다면 어떤 자세든지 잠이 잘 드는 자세를 취하되 몸의 근육이 최대한 이완되게 하는 것이 유리합니다. 실제로 이러한 자세는 몸의 모든 근육을 충분히 이완시키기 불리하지만 체형의 변화가 긍정적으로 유도되면 자연스럽게 등을 대고 누워서 잘 수 있게 됩니다. 옆으로 잘 때와 등을 대고 잘 때 사용되는 베개의 높이는 달라야 합니다. 등을 대고 누워서 잘 때는 목과 머리를 잘 받쳐 주는 베개가 유리하지만 옆으로 잘 때는 목과 머리가 반듯하게 유지될 정도의 베개 높이가 유리합니다.

Q11: 런닝 머신에서 걷는 것과 길을 걷는 것 중 바르게 걷는데 무엇이 유리한가요?

A 바르게 걷기를 시작한다면 길에서 걷는 것이 유리합니다. 바르게 걷기 운동은 본인의 몸 상태를 일정한 자세로 유지하면서 몸의 관절과 근육을 바르게 사용하는지에 대한 관찰과 교정을 반복하는 훈련입니다. 런닝 머신에서는 기계가 요구하는 속도에 보폭을 맞춰야 하고, 몸의 균형을 유지하는데 신경을 써야 하므로 일정한 자세를 유지하면서 몸을 관찰하고 교정을 하기에 불리합니다. 바르게 걷는 방법이 숙달되고 난 이후에는 런닝 머신에서 걸어도 무방합니다.

:: 에필로그

Who am I? 만 하지 말고 이제 How am I?

'빨리빨리 문화'가 세상을 발전시켜 온 일등공신이기는 하지만 이제 사람들은 지쳐 여유와 행복에 대해 생각하는 때가 왔다. 너무 빨리 가다 보면 길가의 꽃과 나무를 못 본다며 천천히 걸으며 꽃과 나무를 보고 새의 노래도 들으며 그렇게 산봉우리에 먼저 가려고만 하지 말고 지금 현재의 내 삶을 뒤돌아보고 거기서 행복을 찾자고…….

음식도 인스턴트나 패스트푸드가 아니라 슬로우로, 자동차 여행보다도 둘레길을 걸어서 하는 여행을 즐긴다. 모두 내가 아닌 것들에 대한 변화일 뿐 나 자신의 변화는 없다. 이제는 모든 것을 멈추고 내 몸이 들려 주는 이야기에 귀 기울여라! How am I? 내 몸은 어떻게 지냈는지 나 자신에게 물어보라! 나의 몸이 어떻게 생활하기에 또 내 몸이 어떻게 생겼길래 어깨가 허리가 무릎이 아픈 걸까? 무엇이 나의 건강을 방해하는가?

당신의 몸을 느껴 보면 해답도 보인다. 나 자신에 대한 인지의 시작이 나의 건강을 위한 첫 걸음이다. 건강을 위해 우리는 아무것이나 많이 먹지 않는 것과 같이 운동도 아무것이나 너무 많이 하지 않아야 한다. 건강을 위해서라고 나에 대한 아무런 이해도 없이 체지방과 몸무게 데이터만을 가지고 운동을 시작하지 않기를 바란다. 내 몸에 대한 이해를 충분히 하고 내 몸에 맞는 운동을 알아보고 한 철에 한 번 먹는 보약 먹듯 운동하지 말고 꾸준히 먹을 수 있는 약이 되는 생활과 습관을 변화시켜 보라! 이것이 바태(BATAE)적인 생각이다.

운동은 잘하면 약! 못하면 독!

　바태 전문가로서 재활운동 위주의 운동프로그램을 진행하다 보니 운동보다는 일상생활의 습관을 바르게 고치고 실천하는 것이 훨씬 가치 있는 일이라는 생각이 들기 시작했다. 운동은 대개 1주일에 세 번 그리고 한 번 하면 1시간 이상 하는 것이 일반적이다. 이렇게 운동하고 몸이 좋아 질 것이라고 믿는단 말인가? 그 시간 이외에 책상 앞에서 혹은 자동차에서 방바닥에 앉아 혹은 서서 몸을 혹사시키고 있다는 것은 생각하지 못한단 말인가?

　미덥지 않다면 당신의 하루의 모습은 영화 필름을 되감기 하여 보듯 뒤돌아보아라. 서서 짝다리는 물론 처진 어깨와 앞으로 나와 있는 머리, 스마트 폰과 컴퓨터를 보느라 목과 어깨는 피로하고 이리 앉고 저리 앉아도 허리는 편하지 않다. 그저 편히 누워 잠잘 수 있음이 감사하고 잠자리마저 목이 불편하고 허리가 불편하여 뒤척이다 깨는 경우가 다반사이고 우리의 삶은 많이 다르지 않다.

　이런 잘못된 훈련 아닌 훈련을 거듭하고 있는 당신의 잘못된 자세로 서서히 나빠지는 힘들어지는 내 몸에 하루 한 시간 남짓의 땀 나는 운동이 위로가 되어 줄 것이라고 믿느냔 말이다. 게다가 내 몸과 별개의 운동을 의지 하나로 무분별하고 정확한 방법과 자기 인지도 없이 '운동은 힘든 거야.' 라는 믿음으로 뻐근하고 무겁고 힘들게 땀만 많이 흘리고 있지는 않은지 한 번 생각해 보자.

　무분별한 운동과 강도, 올바르지 않은 방법은 오히려 몸에 독이 될 수 있다. 건강을 위한 운동이 건강을 해칠 수도 있다는 것을 지나치면 안 될 일이다.

책으로 운동을 배운다

 운동이라는 것은 몸이 어떤 목적으로 어디를 어떻게 하고 있는 과정이 중요하다. 이 과정이 제대로 된다는 것은 기대 이상의 결과를 가져다 준다. 운동은 누워서 일어나는 동작부터 땀을 나게 하는 힘든 동작까지 반복성과 부하가 있다면 사람이 하는 모든 동작이 운동이 된다. 앞서 들은 이야기처럼 우리는 무의식적으로 앉고 서고 이야기하며 생활한다. 무의식이라는 의미는 생각을 하지 않아도 그렇게 하고 있다는 것인데 몸을 움직임에 있어 무의식을 의식으로 전환하여 내가 지금 어떻게 움직이고 근육의 이름은 몰라도 어떤 근육이 움직이고 있고 어떤 느낌인지 어떤 모양새로 움직이고 동작을 하고 있는지 깨달을 때 비로소 몸은 반응하고 달라진다. 예를 들면, 길가에 어떤 아리따운 여성이 한껏 멋을 내고 예쁜 구두를 신고 걸어가면 한 번 더 그녀를 보게 된다. 그런데 아쉽게 그녀는 어기적 걷고 있다. 치마 아래로 보이는 그녀의 다리는 아빠의 팔자걸음과 많이 다르지 않은……

 우리는 키득거리며 웃지만 그녀는 자신이 그렇게 걷고 있는 걸 알면서도 그렇게 걷는 걸까? 아니, 그녀는 자신이 자신 있게 걷고 있다고 생각할 것이다. 사람들이 자기가 예뻐서 수군거리는 줄로 착각할 것이다. 걸음걸이 때문인 줄 모르고…….

 내가 어떻게 걷고 있는지도 모르는데, 내가 지금 허리에 힘이 들어간 것인지 어깨에 힘이 빠진 것인지 내 무릎이 앞을 향하고 있는지 등등, 많은 것이 어설프고 확신이 서지 않는다면 운동은 미로에 빠진다. 책에 설명한 방법과 근육의 이완과 느낌을 최대한 이해하기를 부탁한다.

 몸은 유기적이기 때문에 운동은 잘못하여 습관이 들면 고치기가 쉽지 않다. 머리의 교정이 발에 영향을 미치고 발가락의 티눈 하나 때문에 목과 어깨에 문제가 생기니 말이다.

이 책을 통하여 무엇보다 바른 것에 대한 기준을 알고 잘잘못을 구별할 수 있는 시야를 갖게 되기를 바라며 나를 관리하고 더불어 주위 사람들에게 도움이 되는 건강 전도사가 되어 보는 것도 좋은 일이 될 것이라고 생각한다. 많은 것을 가르쳐 주시고 이 책의 작업을 함께 하게 해 주신 유성열 선생님께 감사의 뜻을 전하며, 많은 사람들이 '바르게 앉고 서고 걷기'로 바른 생활을 습관화하여 건강한 관절로 즐겁고 풍요로운 생활을 영위하길 바라는 마음이다.

박현(바태 마스터)
이메일 : batae@naver.com
홈페이지 : http://www.batae.com/
카페 : http://cafe.daum.net/batae